脳科学×瞑想 聞くだけ
マインドフルネス入門

脳疲労が消える
最高の休息法
『CDブック』

The Neuroscience of Mindfulness
Meditation Can Literally Change Your Brain

久賀谷 亮
Akira Kugaya, Ph.D./M.D

ダイヤモンド社

はじめに

「とくに何もしてないのに、なんだかいつも疲れている……」
「休日にたっぷり眠っても、月曜日の朝には頭が重たい……」
「以前よりも集中力が続かず、すぐに気が散ってしまう……」

そんな人は、身体が疲れているわけではありません。
脳に疲れが溜《た》まっているのです。

休みの日にたくさん睡眠をとったり、温泉やお風呂にゆったり浸《つ》かったり、リゾート地でのんびりと過ごしたり、ずっと布団《ふとん》のなかでダラダラしたり……
そうやって身体をケアすることは、とても大切です。

しかし、それだけでは解消しない、**ちょっと厄介《やっかい》な疲れ**があります。
それが**脳疲労**です。
思い当たるところがある人も、多いのではないでしょうか？

脳の疲れは、**肉体疲労**とは異なりますから、
しっかり身体を休めていても、知らないうちにどんどん溜まっていきます。
ひどいときには、いわゆる心の病に至ることもあるでしょう。

私はこれまで25年以上にわたって精神科医の仕事をしてきました。

現在は、米国ロサンゼルスのサウスベイ近くに、
小さなクリニックを開いて8年ほどになります。
ロサンゼルス郡で開業している日本人の精神科医は、私しかいません。

ふだん診察している患者さんたちの人種・国籍・年齢・性別は、
じつにバラエティ豊かですが、彼らが訴える症状はよく似ています。

そう、冒頭にもあった**得体《えたい》の知れないダルさや頭がぼんやりした感じ**です。
彼らの脳にも、たっぷりと疲労が蓄積しています。

脳疲労が慢性化すると、
人生のあらゆるパフォーマンスが低下します。

とはいえ、決して脅《おど》かすつもりはありません。
ちょっと〝逆〟から考えてみてください。

つまり、脳の疲れさえコントロールできれば、
「疲労感に悩まない人生」が手に入るということです。

それだけでも少しワクワクしてきませんか？

そしていま、世界最先端の脳科学によって
「脳の疲れの解消法」が解明されつつあります。
脳には〝脳の休め方〟がある、というわけですね。

その名も**マインドフルネス**――。

お金もかかりませんし、特別な道具も不要です。
必要なのは、「疲れを溜め込んだその頭」と「たった10分の時間」だけ。
誰でもいますぐにできる**シンプルかつパワフルな方法**です。

「頭がスッキリしました！」

マインドフルネスを実践した患者さんは、口を揃えてこう言います。

また、マインドフルネスの影響は、その場だけのものではありません。
これを継続すれば、**あなたの脳が〝疲れづらい脳〟に生まれ変わる**からです。

脳が自らを変化させる性質（＝**脳の可塑性《かそせい》**）は以前から知られていますが、
私たちが脳をつくり変えていくうえで、
マインドフルネスには無限の可能性があると言えます。

実際、マインドフルネスには、左図のような効果が報告されています。

マインドフルネスには無限の可能性！

効果 1

集中力アップ

1つのことに注意を
向け続けられるようになる

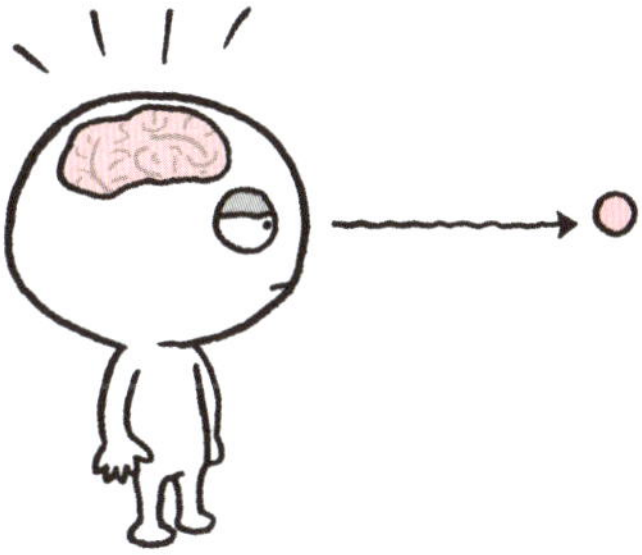

効果 2

感情調整力アップ

怒りや不安など、
感情的な反応がなくなる

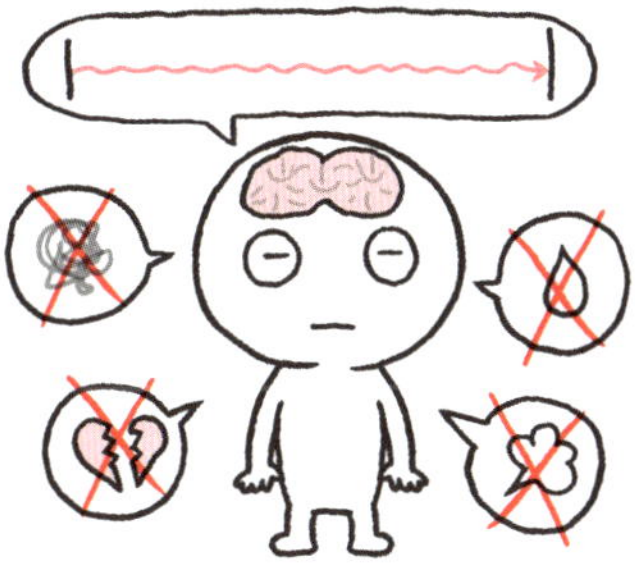

効果 3

メタ認知力アップ

客観的な状況判断が
できるようになる

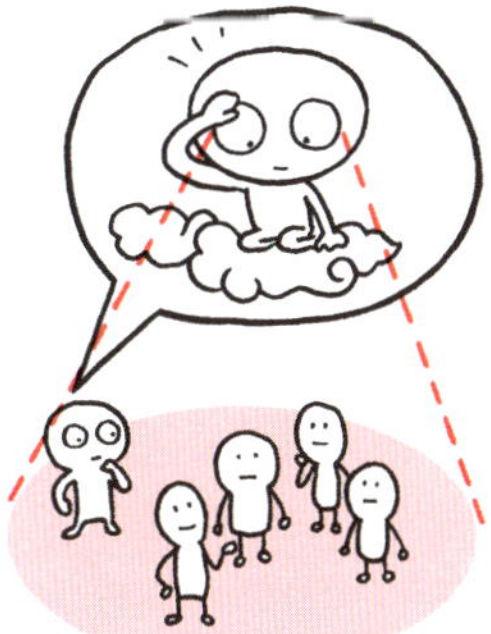

効果 4

免疫機能アップ

風邪を引きづらいなど、
ウイルス感染に対する耐性

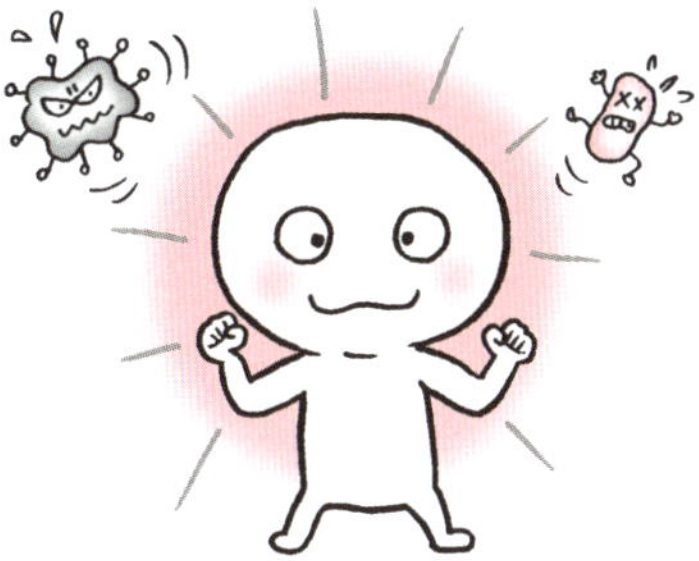

**このほかにも、「老化による脳の萎縮に効果があった」
「記憶に関する脳部位の密度が増大した」といった報告もある**

おかげさまで、以前に出版した『世界のエリートがやっている最高の休息法』（ダイヤモンド社）は、**日本のマインドフルネス本のベストセラー**になりました。

本書は、その内容をコンパクトに凝縮し、実践用の音源を付属した**CDブック版**です。

前著のエッセンスは、残さずこの1冊に盛り込んであります。また、前著を読んでくださった方のために、**「食事」「美容・健康」「スポーツ」「子育て」「老い」**など、さまざまな生活シーンで役立つマインドフルネスについても、コラムを追加しました。

付属ＣＤは、音声ガイドに従ってマインドフルネスを実践するだけで、「最高の休息法」のコツが簡単につかめるようになっています。

全部で７つのトラックに分けてありますので、１週間単位で継続していただくのにも最適です。また、音源をスマートフォンに取り込めば、通勤中や外出中にも気軽にマインドフルネスを楽しめます（ダウンロード方法は12ページ参照）。

本書を読み終えたら、ぜひまずは一度、ＣＤ音源を使って**マインドフルネスのすごさ**を体感いただくことをオススメします。

音源の内容と使い方

はじめてマインドフルネスをやる人にもわかるように、
下記の瞑想のガイダンス音声が収録されています。

- Track 01 マインドフルネス呼吸法 ➡ PART 1 (10:47)
- Track 02 ムーブメント瞑想 ➡ PART 2 (8:47)
- Track 03 ブリージングスペース ➡ PART 3 (7:23)
- Track 04 モンキーマインド解消法 ➡ PART 4 (6:59)
- Track 05 RAIN ➡ PART 5 (3:58)
- Track 06 ボディスキャン ➡ PART 6 (12:49)
- Track 07 メッタ ➡ PART 7 (8:20)

音声ダウンロードの手順は
12ページを参照してください。

使い方 1

自宅で

時間帯・場所を
固定するのがオススメ

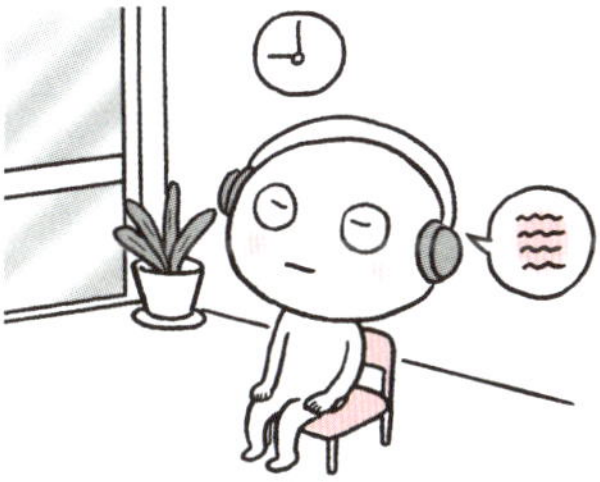

使い方 2

持ち歩いて

スマホに取り込んでどこでも実践。
周囲にはお気をつけて

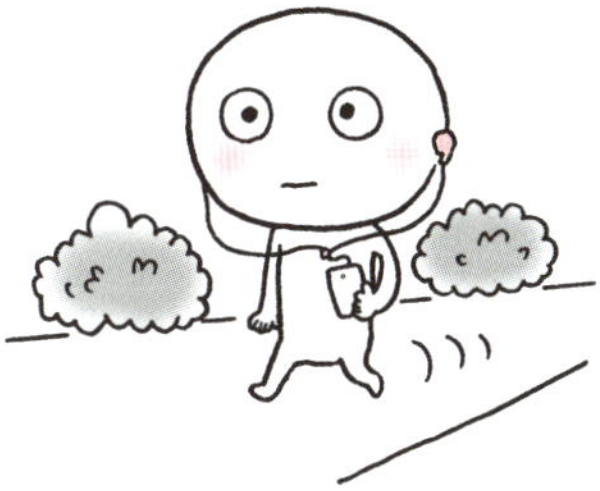

使い方 3

みんなで

家族・同僚・友人・
サークル仲間と一緒に

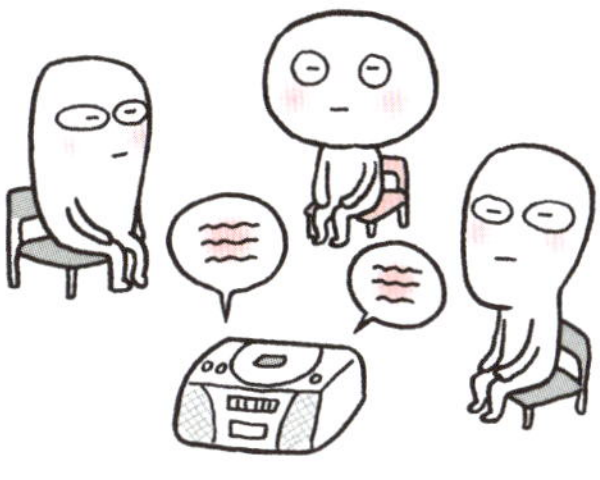

注意：一時的に眠くなることがあります。自動車などの運転中に聴くのは避けてください。

いかがでしょうか?
マインドフルネスについて、知りたい気持ちになってきましたか?

ヘトヘトに疲れる⬇倒れこむように休む⬇またヘトヘトに疲れる……。
〝ケータイの充電〟のような休息をいつも繰り返すうちに、
あなたの脳は「真の休息」を忘れてしまっていませんか?

最終ゴールは、一時的な〝癒やし〟ではありません。
あなた自身が「脳から健康に生まれ変わること」です。
マインドフルネスは、それを実現するための最高のスキルを提供してくれます。

「それって、いったいどんな方法なの?」
「私も頭をスッキリさせたい!」

そう思った方は、ぜひ続きを読んでみてください。

脳疲労が消える 最高の休息法［CDブック］▪目次

Prologue

なぜこれが「最高の休息法」なのか?

マインドフルネスの脳科学的メカニズム

PART 1

とにかく脳が疲れているとき

マインドフルネス呼吸法

PART 2

気づくと考えごとをしているとき

ムーブメント瞑想

PART 6

身体に違和感・痛みがあるとき

ボディスキャン

PART 7

他人へのマイナス感情があるとき

メッタ

付属CDと同内容の「音声ファイル」がダウンロードできます！

①PC・スマートフォンのブラウザで下記URLにアクセスします。

http://febe.jp/diamond

こちらのQRコードからも同サイトにアクセスできます。

②表示されたページから、FeBeの登録ページに進みます。

※音声のダウンロードには、オーディオブック配信サービス
FeBeへの会員登録（無料）が必要です。

③登録後、シリアルコードの入力欄に「**10191**」を入力して
「送信」をクリックします。

④「音声を本棚に追加する」のボタンをクリックします。

⑤スマートフォンの場合はアプリ「FeBe」の案内が出ますので、
アプリからご利用ください。PCの場合は、「本棚」から
音声ファイルをダウンロードしてご利用ください。

ご注意を！

・ダウンロードには、オーディオブック配信サービス「FeBe」への会員登録（無料）が必要です。
・PCからでも、iPhoneやAndroidのスマートフォンからでも音声を再生いただけます。
・音声は何度でもダウンロード・再生いただくことができます。
・本サービスは予告なく終了することがあります。
・当音声ファイルのデータにかかる著作権・その他の権利はダイヤモンド社に帰属します。無断での複製・公衆送信・転載は禁止されています。
・ダウンロードについてのお問い合わせ先：
info@febe.jp（受付時間：平日の10～20時）

Prologue

なぜこれが「最高の休息法」なのか？

マインドフルネスの脳科学的メカニズム

マインドフルネスの効果に関する
科学的エビデンスの一端をご紹介します。
「いますぐやり方を知りたい!」という人は、
次のPART 1（P.32〜）までジャンプしていただいてもけっこうです。

脳は「何もしない」でも疲れていく

「脳を休める方法」と聞いて、どんなことを思い浮かべますか？
たとえば**睡眠**？　そう、しっかり眠ることはとても大切です。睡眠が脳にもたらす効果については、たくさんの研究がなされています。

……では、ほかには？

そう聞かれると、けっこう多くの方が「**何もしないでぼーっとすること**」と答えます。

「いつも仕事や家庭のことで忙しく頭を使っているのだから、休みの日くらいは何も考えないで、ぼんやりしていたい」という心理があるのかもしれません。


ただし、**どれだけ無為《むい》な時間を過ごしても、それだけではあなたの脳は休まらない**と思ったほうがいいでしょう。脳科学的に見れば、むしろ、どんどんとエネルギーを消耗《しょうもう》している可能性すらあります。

なぜなのかについて、まずお話ししましょう。

人間の脳の重さは、体重の約2％と言われています。

では、脳はどれくらいのエネルギーを消費していると思いますか？

なんと1日の全消費エネルギーの20％程度だと言われています。**重さは2％なのに、20％ものエネルギーが必要な〝大食漢〟——それが私たちの脳ミソ**なのです。

なぜ脳は、こんなにもたくさんのエネルギーを必要とするのでしょうか？

これには諸説ありますが、米ワシントン大学セントルイス校の神経学者**マーカス・レイクル**教授が提唱した**デフォルト・モード・ネットワーク**（Default Mode Network）の存在が大きいのではないかと言われています。[*01] ちょっと長い名称なので、ここからは頭文字をとって**DMN**という略称を使いましょう。

DMNとは、内側前頭前野《ないそくぜんとうぜんや》、後帯状《こうたいじょう》皮質《ひしつ》、楔前部《けつぜんぶ》、下頭頂小葉《かとうちょうしょうよう》など、複数の脳部位から構成される**脳回路**です。この部分は、**脳が意識的な反応をしていないときにも働くベースライン活動**を担っています。

私も以前からこの脳の働きには興味を持っており、レイクル教授にお話を聞きに伺ったこともあります。

＊01　Raichle, et al. (2002)

「自動車のアイドリングのようなもの」と説明すると、わかりやすいでしょうか。人間の脳は、つねにエンジンがかかりっぱなしで、とても落ち着きのない器官なのです。

びっくりするのは、このDMNのエネルギー消費量が、脳全体の消費エネルギーの60～80％を占めると言われていることです。つまり、**何かに集中することなく、ただぼーっとしているだけでも、このDMNが過剰に働いていれば、脳はどんどん燃料を消費するわけです。**

逆に、何か意識的な作業をするにしても、追加で必要になるエネルギーは5％ほどだといいますから、いかにDMNが「食いしん坊な脳回路」なのかがわかります。*02

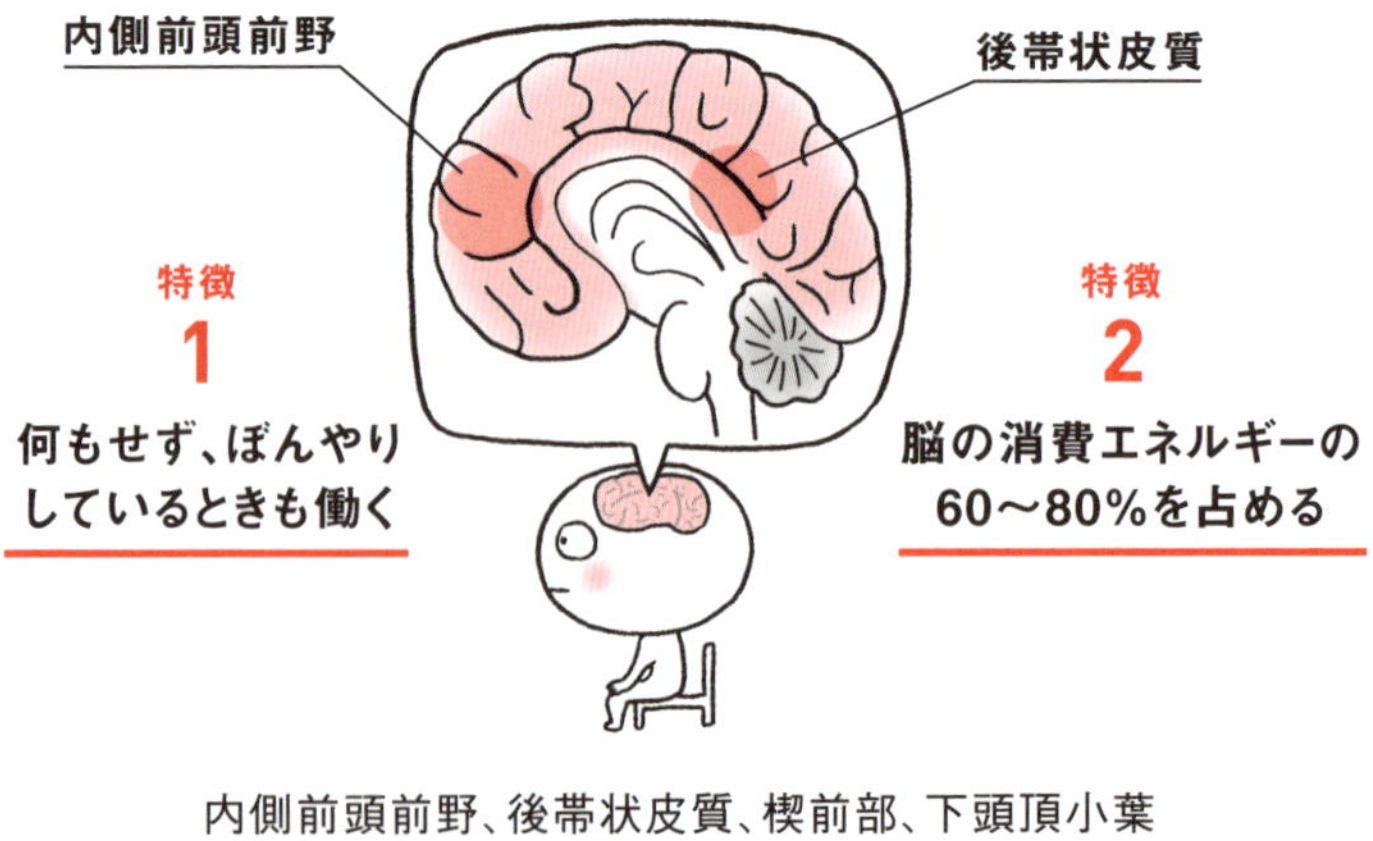
内側前頭前野
後帯状皮質
特徴
1
何もせず、ぼんやりしているときも働く
特徴
2
脳の消費エネルギーの60～80％を占める

内側前頭前野、後帯状皮質、楔前部、下頭頂小葉などから構成される脳の回路

デフォルト・モード・ネットワーク（DMN）とは？

■ 雑念回路「DMN」が脳疲労を生む

もうおわかりかと思いますが、DMNこそが脳エネルギーの最大の浪費家です。
つまり、ここに脳の疲れの正体があるというわけですね。

「週末は家でぼーっとしていただけなのに、なぜか月曜日の朝から頭が重い」という経験は誰にでもあると思います。こういうときは、DMNの活動が過剰になっている可能性があります。これはいわば、ブレーキをかけたままアクセルを空《から》ぶかししているのと同じです。心身ともにしっかり休ませたければ、ただダラダラと過ごすだけでなく、しっかりとDMNを鎮《しず》めるアクションが必要になります。

疲労というのは物理的な現象ですが、あなたに「〝疲れた〟という**感じ**」をもたらしているのは、あなた自身の脳です。つまり、**疲労感とは脳の現象にほかなりません。**
だとすれば、脳の休息法を手に入れることは、あなたの人生に活気をもたらすうえで、決定的な意味を持っているはずです。

＊02 Raichle (2010)

「いや、私は何も考えずぼーっとするようにしています」という人も、どうか振り返ってみてください。意識的ではないにしても、あなたの頭のなかにはいろいろな**雑念**が浮かんでは消えを繰り返しているのではないでしょうか？

実際、DMNは**心がさまよっているときに働く回路**として知られています。「人間の脳が1日の半分以上を〝とりとめもない考え〟に割《さ》いている」と聞くとびっくりしますが、それくらい**私たちの心は雑念だらけ**ということですね。[＊03]

といっても私は、DMNを完全な悪者にしたいわけではありません。まだ研究の余地がありますが、この脳回路には特別な役割があるとも言われています。つまり、問題なのは、DMNの活動が行きすぎてしまうことなのです。

■「脳という臓器」をダイレクトに癒やす

では、**雑念回路**とも言うべきこのDMNは、どうすれば鎮められるのでしょうか？

精神科や心療内科にかかったことがある人は、まずクスリのことを思い浮かべるかも

＊03　Killingsworth, et al. (2010)

しれません。DMNの活動を抑える治療薬があるのではないか、というわけですね。

ここで医師として強調しておきたいことがあります。日本ではいまだに抗うつ剤や睡眠剤などがかなり安易に処方される傾向にありますが、アメリカの精神医療の現場では、クスリ一辺倒の治療は、もはや過去のものになりつつある、ということです。

この背景には、副作用や依存性の問題などもありますが、いちばん大きな要因は、**メンタルケアの世界で脳科学アプローチが発展してきたこと**でしょう。

私はロサンゼルスにクリニックを開業してから8年ほどになりますが、それ以前には米イェール大学の医学部・精神神経学科で**先端脳科学**の研究をしていました。

イェール大学は1701年に創立された歴史ある大学で、日本では**アイヴィーリーグ校**の1つとして知られています。なかでもイェールの精神神経学科は『USニューズ』という雑誌で、毎年のように世界ランク5位以内に入る高評価を受けています。

私のように、脳科学・神経科学の研究実績を持った人間が、精神科医として活動することは、アメリカではさほど珍しいことではありません。

日本では「精神科医＝心の専門家」というイメージがあるかもしれませんが、アメリカでは**「脳という臓器をダイレクトに治療すること」**が医師に期待されているのです。

■「頭をスッキリさせる」ための２つの方法

クスリを使わないのだとすれば、ＤＭＮの暴走はどうやって抑えるのでしょうか？注目に値するものは２つあります。１つは本書が取り扱う**マインドフルネス**、そしてもう１つが、脳科学アプローチの典型とも言える**ＴＭＳ磁気治療**です。

ＴＭＳ（Transcranial Magnetic Stimulation: 経頭蓋《けいとうがい》磁気刺激）とは、磁気を発生させる特殊な装置を用いて、脳をダイレクトに治療する方法です。日本ではまだごく一部でしか導入されていませんが、薬物中心の精神医療に取って代わる技術として、世界的に注目を集めています。

にわかには信じがたいかもしれませんが、ＴＭＳを使って左背外側前頭前野《ひだりはいがいそくぜんとうぜんや》という脳部位の活動を高めると、うつ病の症状はかなり改善します。

たとえば、うつ病の患者さんによく見られる症状に、**反芻思考**《はんすう》(Rumination)、つまり、過去のことについて「こうしておけばよかった……」などとネガティブな思考を繰り返す傾向があります。反芻思考はＤＭＮの過剰活動との関連性が指摘されていますが[＊04]、ＴＭＳを使ってこの脳回路の活動を直接的に鎮めると、この種の思考の堂々めぐりが軽減されるのです[＊05]。

じつは私のクリニックでも、ＴＭＳ磁気治療を取り入れています。まだ論文などで公表していないデータではありますが、当院でＴＭＳ磁気治療を施《ほどこ》した10人ほどの患者さんでは、統計的に有意な倦怠感《けんたいかん》の改善が見られました。不眠の患者さんについて言えば、ほとんどの例ではっきりと改善の結果が出ています[＊06]。

これと同じような効果が期待できるのがマインドフルネスです。

私のクリニックでは、ＴＭＳだけでなく、マインドフルネスも治療に取り入れていますが、どちらを体験した患者さんも、同じように「**頭がスッキリしました**」という感想を口にします。ＤＭＮの活動を鎮めるという意味では、メカニズムが同じなのですから、当然と言えば当然なのかもしれません。

＊04 Sheline, et al. (2009) and Sheline, et al. (2010)
＊05 Liston, et al. (2014)
＊06 いずれも当院プレリミナリーデータによる。Zung うつ病尺度における「倦怠感」項目の変化をTMS 磁気治療の前後で比較した結果、倦怠感は 36.1％改善し、統計的に有意な低下が見られた($p<0.01$)。また、ある特定の期間に受診した患者 8 例に TMS 磁気治療を施したところ、全例で睡眠の改善が見られた。

ただ、マインドフルネスのほうには、**大掛かりな医療機器は必要ありませんし、誰でもいますぐできるという圧倒的な利点**があります。私自身はもちろん、私のクリニックで働くスタッフたちも実践しており、その驚くべき効果を実感しています。

■マインドフルネスとは結局、何なのか？

……と、ここまで来ると、「それで、マインドフルネスって一体なんなんですか？ そろそろ教えてくださいよ！」という読者のみなさんの声が聞こえてきそうです。

ひとまず、よく言われる定義らしきものを、こちらにあげておきましょう。

▼評価や判断を加えずに、〝いまここ〟の経験に対して能動的に注意を向けること

どうでしょうか？ わかるようなわからないような……そんな説明ですよね。これ以外にも表現はありますが、どれも似たり寄ったりでピンと来ないものばかりです。適当な訳語もないので、カタカナで「マインドフルネス」と書くほかありません。

そこで私は、この得体が知れない言葉を次のように説明しています。

▼瞑想《めいそう》をベースにした、脳の休息法

そう、マインドフルネスは一種の**瞑想**です。

「(え? 瞑想……)」

おそらく日本のみなさんは、瞑想という言葉にちょっとネガティブな印象を持っているのではないでしょうか? 怪しいカルト教団の修行や、住職にピシリと肩を打たれる坐禅《ざぜん》を連想するという声が多いようです。

しかし、マインドフルネスを知るうえで、より重要なのは下の**3つの特徴**です。

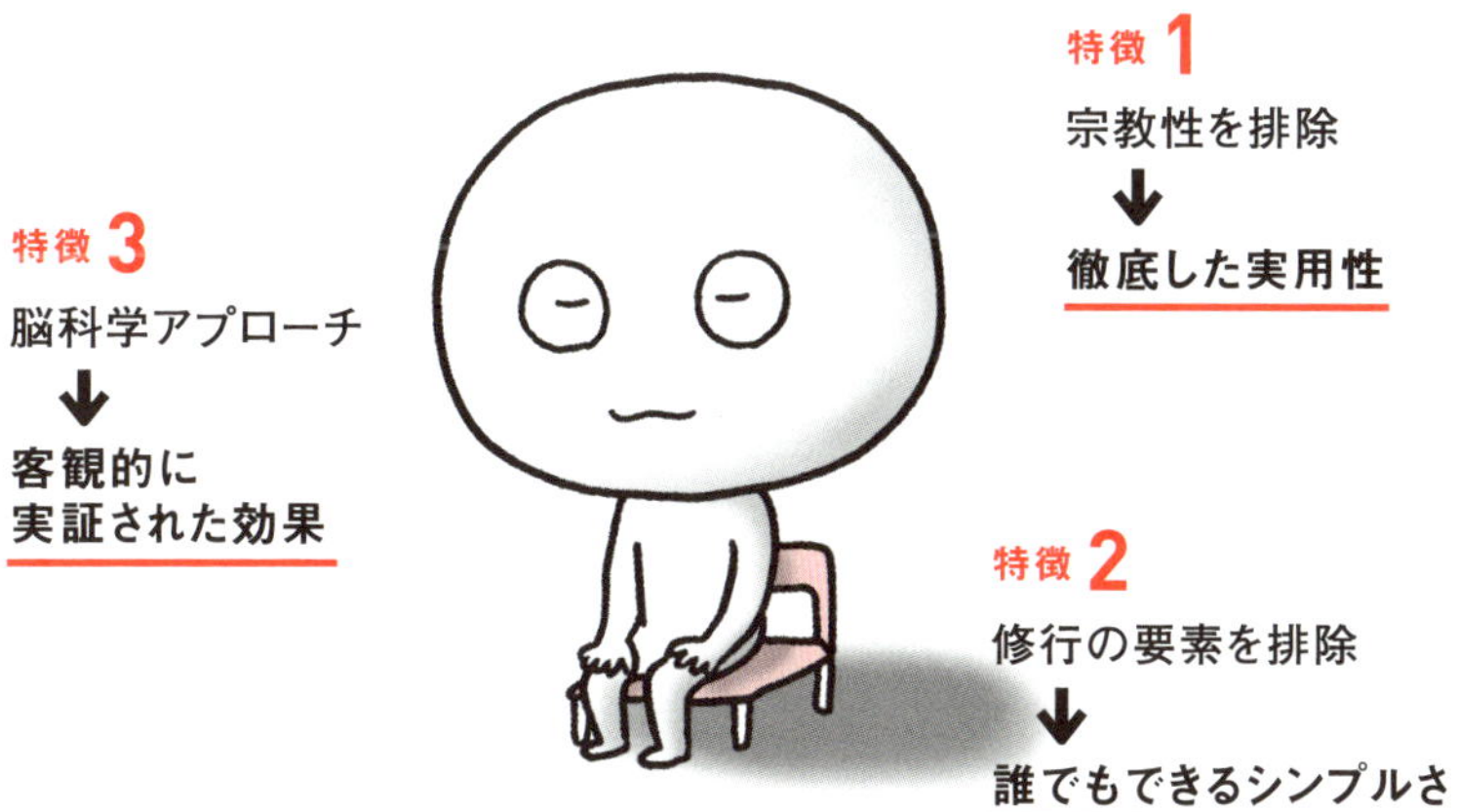
特徴1
宗教性を排除
徹底した実用性
特徴2
修行の要素を排除
誰でもできるシンプルさ
特徴3
脳科学アプローチ
客観的に
実証された効果

マインドフルネスの3つの特徴

マインドフルネスの起源は原始仏教にあると言われていますが、その宗教性は徹底的に削《そ》ぎ落とされています。**東洋の思想や瞑想法のうち、現代人に役立つエッセンスだけを抽出《ちゅうしゅつ》したスキル**――それがマインドフルネスなのです。

脳科学的に効果がわかってきた

そして、忘れてはならないのが、第3の特徴、脳科学アプローチです。

いまや、世界トップクラスのアカデミック・ジャーナルでも、マインドフルネスに関する研究論文は本当にたくさん発表されています。**論文の本数は、この15年で100倍**に膨らんでいるほどですから、かなりホットなテーマだということがわかると思います。

そして、マインドフルネスが単なるリラクゼーションと根本的に違うのは、この領域にも脳科学のメスが入り込み、その効果が実証的に解明されている点です。もはや「なんとなく気分がよくなった」という個人的感覚の次元で議論がされているわけで

＊07　Brewer, et al. (2011a)

はありません。脳の状態を可視化するテクノロジーの恩恵もあり、マインドフルネスが脳にポジティブな影響をもたらすことが、客観的に実証されているのです。

米マサチューセッツ大学メディカルスクールの**ジャドソン・ブルワー**准教授は、もともと私と同じイェール大学の精神神経学科にいた人物ですが、彼はまさに脳科学を武器にしてマインドフルネスにアプローチしている研究者です。

ブルワーの報告によれば、10年以上の瞑想経験者がマインドフルネスを実践しているときの脳活動を測定すると、DMNを構成する部位(内側前頭前野と後帯状皮質)の活動が見事に低下しているのが観察されました。*07

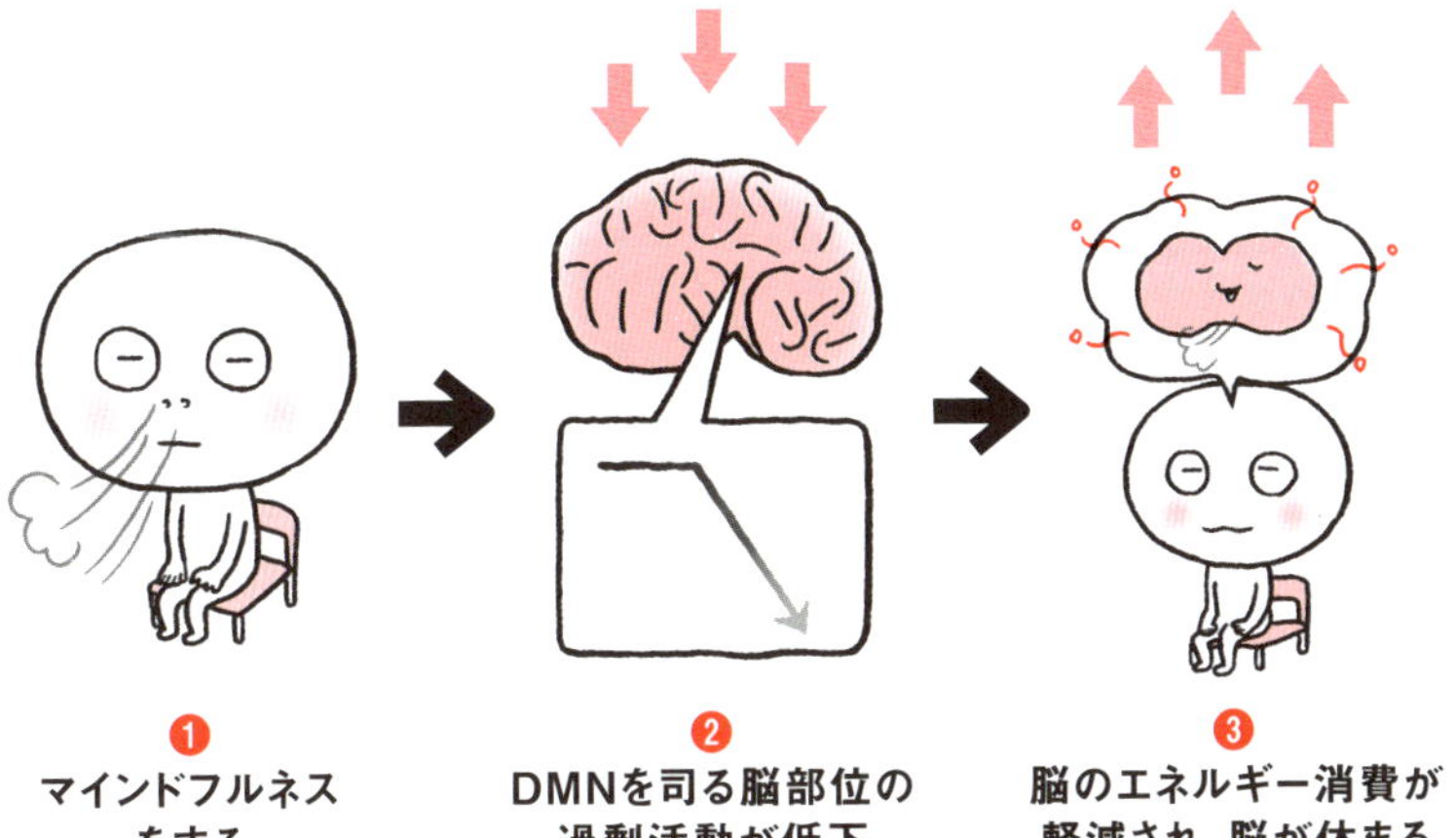
マインドフルネスをする
DMNを司る脳部位の過剰活動が低下
脳のエネルギー消費が軽減され、脳が休まる

マインドフルネスが「脳を休ませる」メカニズムとは?

これはまさに、**脳疲労を引き起こす雑念回路の過剰活動が、マインドフルネスによって抑制できる**ということの強力なエビデンスになります。

■世界のエリートたちのあいだで爆発的に流行

このマインドフルネスは、しばらく前から世界中で爆発的に広がっています。とくにアメリカでは、数年前に一大ブームとなって以来、有名な起業家や経営者、アスリート、アーティストなどにも、実践者が広がっているようです。

アップル創業者の**スティーブ・ジョブズ**が、熱心な瞑想家だったことはよく知られていますが、それ以外にも、**エヴァン・ウィリアムズ**（ツイッターなどの創業者）、**マーク・ベニオフ**（セールスフォース・ドットコム会長兼CEO）、**ジェフ・ウェイナー**（リンクトインCEO）などもマインドフルネスの実践者だといいます。

また、男子テニス世界ランキング1位だった**ノバク・ジョコビッチ**は「私にとっては肉体的なトレーニングと同じくらい大切なもの[*08]」とマインドフルネスについて語っていますし、リオ五輪で歴代最多23個の金メダルを獲得した水泳の**マイケル・フェルプス**、バスケットボール界の神様と呼ばれる**マイケル・ジョーダン**、ハリウッド女優の**エマ・ワトソン**まで、幅広い業界の有名人たちにも浸透しています。

さらに、一部の個人だけでなく、職場や学校、地域レベルでの導入もはじまっています。

企業の取り組みで最も有名なのは**グーグル**でしょう。同社には**SIY**(Search Inside Yourself:「あなたの内側を検索しよう」の意)というマインドフルネスの社内研修プログラムがあり、その効果が実証されています。[*09]

そのほか、**フェイスブック**、**アップル**、**ゴールドマン・サックス**(投資銀行)、**シスコ**(ネットワーク機器最大手)、**パタゴニア**(アウトドアウェア製造・販売)など、大企業の事例には事欠きません。

米国の医療保険大手エトナでは、全社でマインドフルネスを導入した結果、**社員のストレスが3分の1になった**そうです。さらに、**従業員の医療費が大幅に減り、1人あたりの生産性が年間約3000ドルも高まった**というから驚きです。[*10]

＊08 Djokovic (2014)
＊09 Tan (2012)
＊10 Gelles (2015)

何よりも実利を重視しそうなアメリカ人、しかも、本当に役立つものにしか手を出さないはずのエリートたちが、なぜここまで瞑想にのめり込んでいるのか？

その理由は簡単です。

彼らは脳を休めることの大切さをわかっていて、同時に、マインドフルネスこそが「最高の休息法」だと実感するだけの恩恵を得ているからです。

あなたの脳は変えられる！

これだけ説明しても、瞑想にあまりいいイメージを持っていない人は、まだ抵抗があるかもしれません。私自身、かつては「瞑想をすれば心が落ち着く」などと言われても、なかなか実践する気にはなれませんでした。

ただし、マインドフルネスの本当のすごさは、それだけで終わらないところにあります。

というのも、マインドフルネスは脳そのものを変える力を秘めているからです。

人間の脳は何歳になっても、その使い方次第で、絶えず自らを変化させていきます。これを**脳の可塑性《かそせい》**といいます。マインドフルネスを習慣的に継続していれば、**脳の一時的な働き具合のみならず、構造そのものも大きく変わっていきます。**

その意味で、これは脳疲労への対症療法だけでなく、予防法にもなり得ます。実際、マインドフルネスを継続した人では、ストレスホルモンである**コルチゾール**の数値が低く出たりもしていますから、科学的に見ても、「ストレスに強い脳＝疲れづらい脳」を形成する効果が十分に期待できます。

また、あるグループの研究によると、マインドフルネスによって**大脳皮質が厚くなった**という報告もあります。[*11] 大脳皮質とは脳の表層にある最も進化した部分ですから、その体積が増すということは、要するに、脳の総合的機能が高まることを意味します。

さらに、**老化に伴う脳の萎縮《いしゅく》を抑える効果**も認められていますし、左海馬《かいば》、後帯状皮質、小脳で灰白質《かいはくしつ》の密度増加も観察されていますから、**記憶力が強化される**ことも考えられます。[*12]

＊11　Lazar, et al. (2005)
＊12　Hölzel, et al. (2011)

脳の容積が増えるだけではありません。たとえば、ベテランの瞑想実践者の脳内では、後帯状皮質（DMNの主要部位）と背側前帯状皮質あるいは背外側前頭前野の連結が強化されていました。[*13] これは、心がさまよわないように、脳内のネットワークが変化しているということです。

そのほか、いくつかの研究を横断的に分析した結果、マインドフルネスは8つの脳領域において、統計的に有意な構造変化（容積、密度などの）をもたらすことがわかっています[*14]（左ページの図参照）。

＊　＊　＊

さまよわない心、疲れづらい脳は、誰にでもつくれる——そのことを「マインドフルネスの脳科学」は教えてくれます。

一流の人たちがのめり込み、先端脳科学でも効果が解明されてきたマインドフルネス、そろそろやってみたくなったのではないでしょうか？

いよいよここからは、その実践方法を解説していきましょう。

＊13　Brewer, et al. (2011a)
＊14　Fox, et al. (2014)

瞑想は「8つの脳部位」の構造を変える

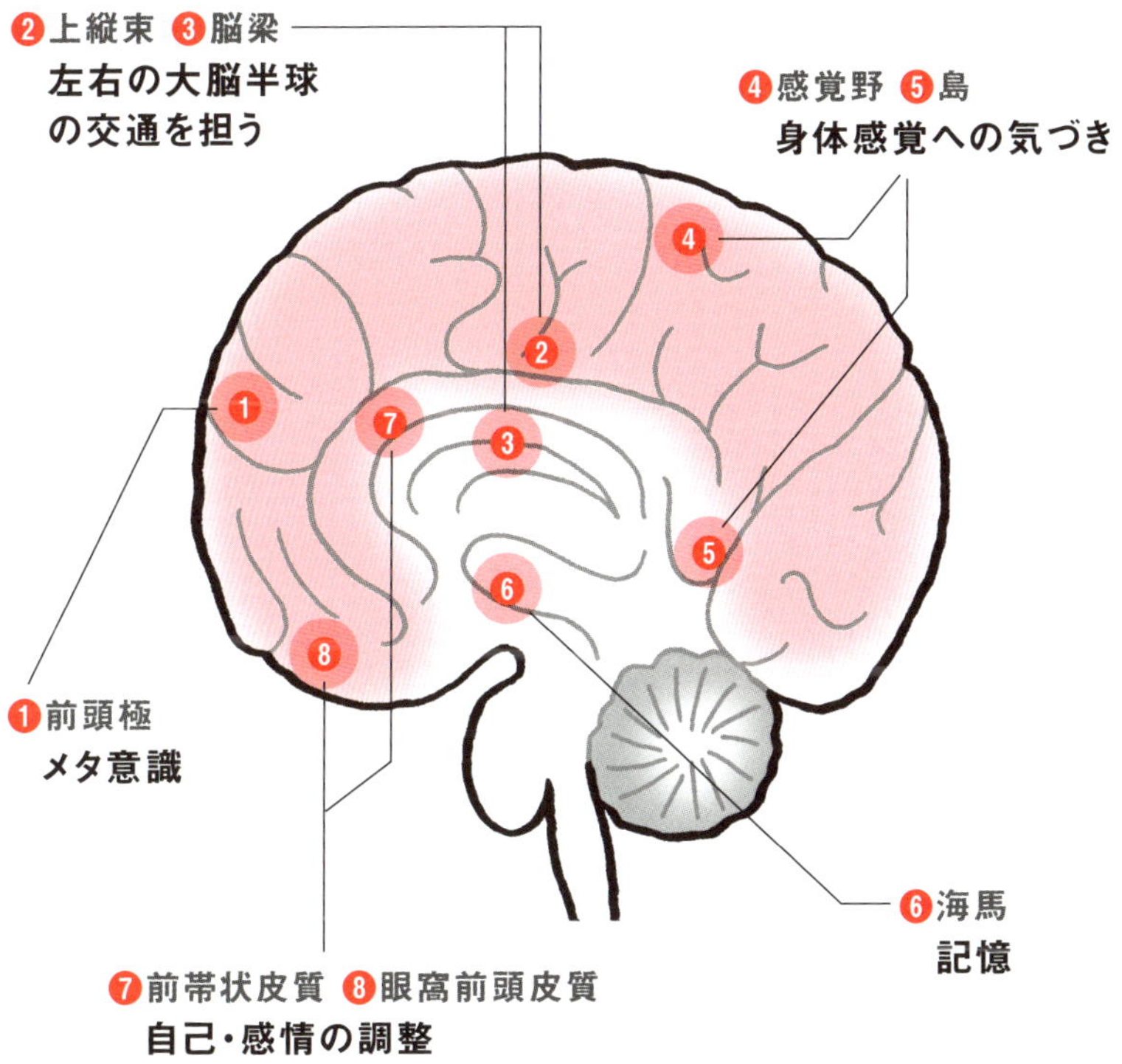

脳の容積や密度に明らかな変化が起こる

CD Track 01

疲れやすい脳は「現在」を知らない！

注意散漫、無気力、イライラなどは脳疲労のサイン。その根本的な原因は、意識がつねに過去や未来ばかりに向かい、「いまここ」にない状態が慢性化していることにあります。現在に意識を向ける「心の練習」をすることで、疲れづらい脳をつくっていきましょう。

POINT

- 1日5分でも10分でもいいので、毎日続けることが大切
- 同じ時間、同じ場所でやる（脳は「習慣」が大好き）

❸呼吸に注意を向ける

- 呼吸に関わる感覚を意識する（鼻を通る空気／空気の出入りによる胸・お腹の上下／呼吸と呼吸の切れ目／それぞれの呼吸の深さ／吸う息と吐く息の温度の違い…など）
- 深呼吸や呼吸コントロールは不要（鼻呼吸がオススメ。呼吸が向こうからやってくるのを待つ）
- 呼吸に「1」「2」…「10」とラベリングするのも効果的

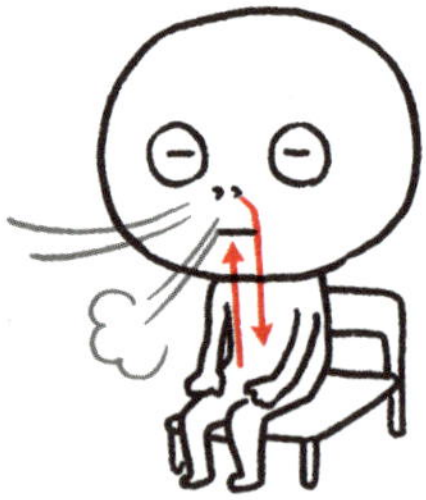

❹雑念が浮かんだら……

- 雑念が浮かんだ事実に気づき、注意を呼吸に戻す（呼吸は「意識の錨」）
- 雑念は生じて当然なので、自分を責めない

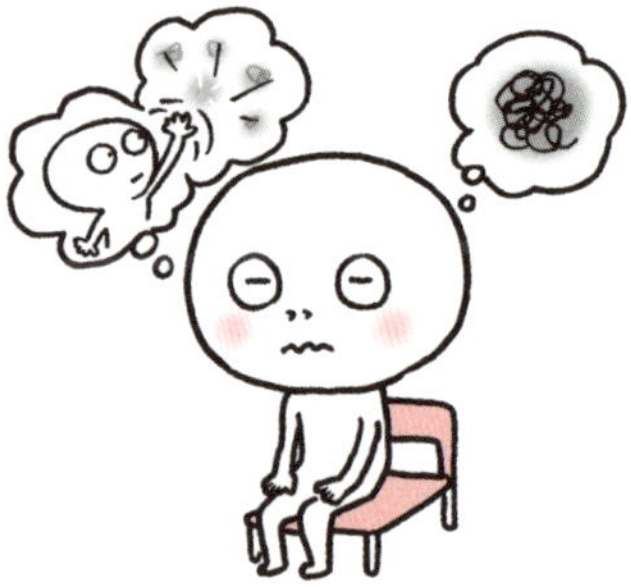

PART 1

とにかく脳が疲れているとき

マインドフルネス呼吸法

ここに効く！

- ストレス低減
- 雑念の抑制
- 集中力・記憶力の向上
- 感情のコントロール
- 免疫機能の改善

❶基本姿勢をとる

・イスに座る（背筋を軽く伸ばし、背もたれから離して）
・お腹はゆったり、手は太ももの上、脚は組まない
・目は閉じる（開ける場合は、2メートルくらい先をぼんやり見る感じで）

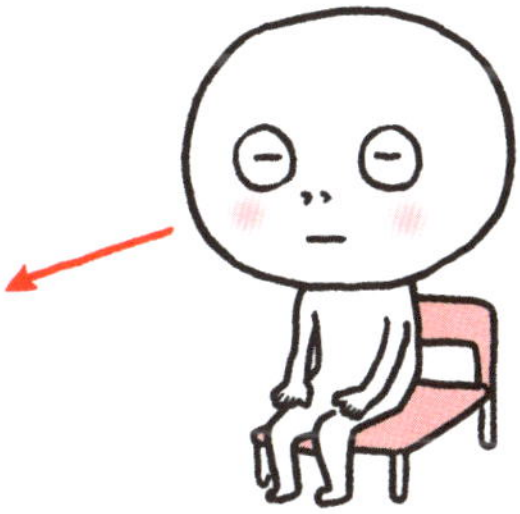

❷身体の感覚に意識を向ける

・接触の感覚（足の裏と床、お尻とイス、手と太ももなど）
・身体が地球に引っ張られる重力の感覚

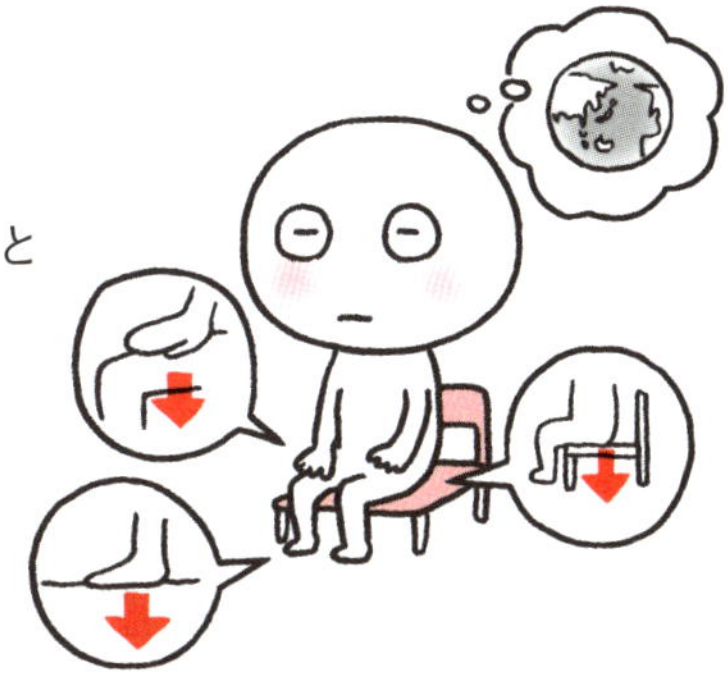

■「何もしない状態」を脳に覚えさせる

突然ですが、前ページでマインドフルネスの最も基本的なかたちを紹介させていただきました。いきなり「この瞑想法を試してみましょう！」と言われても、以前なら困惑していたでしょうが、プロローグで説明した基本メカニズムと効用を踏まえれば、かなり見え方が違ってくるだろうと思います。

ご紹介したのは、**マインドフルネス呼吸法**などと呼ばれる基本姿勢です。呼吸法というと、ふつうは息のリズムや深さなどをコントロールして、何か特別な意識状態を引き起こす訓練をイメージしてしまいますが、マインドフルネスの場合は〝正反対〟です。

呼吸をコントロールする必要は一切ありませんし、深呼吸も不要です。呼吸が起こるがままに身を委《ゆだ》ねて、あたかも他人の呼吸であるかのように観察するのが、マインドフルネス呼吸法の基本です。それ以外は本当にシンプルで、ほとんど何もすることがありません。

というよりは、**「何もしない状態」を脳に覚えさせる練習**だと言ってもいいでしょう。

また、瞑想というと、多くの人は「意識を無にしなければ！」と思うようですが、これも大きな勘違いです。そもそも人間の脳は、「何もするな、何も考えるな」と言われても、そんなことができるようにはなっていません。

マインドフルネスでやるのは「意識を空っぽにする」のとは真逆のことです。何も考えないようにするのではなく、自分自身の感覚や呼吸に**並大抵ではない注意**を向けるのです。

カベの穴から出てくるネズミを待ち構えるネコの気持ちを想像してみてください。『トムとジェリー』に出てきそうな構図です。

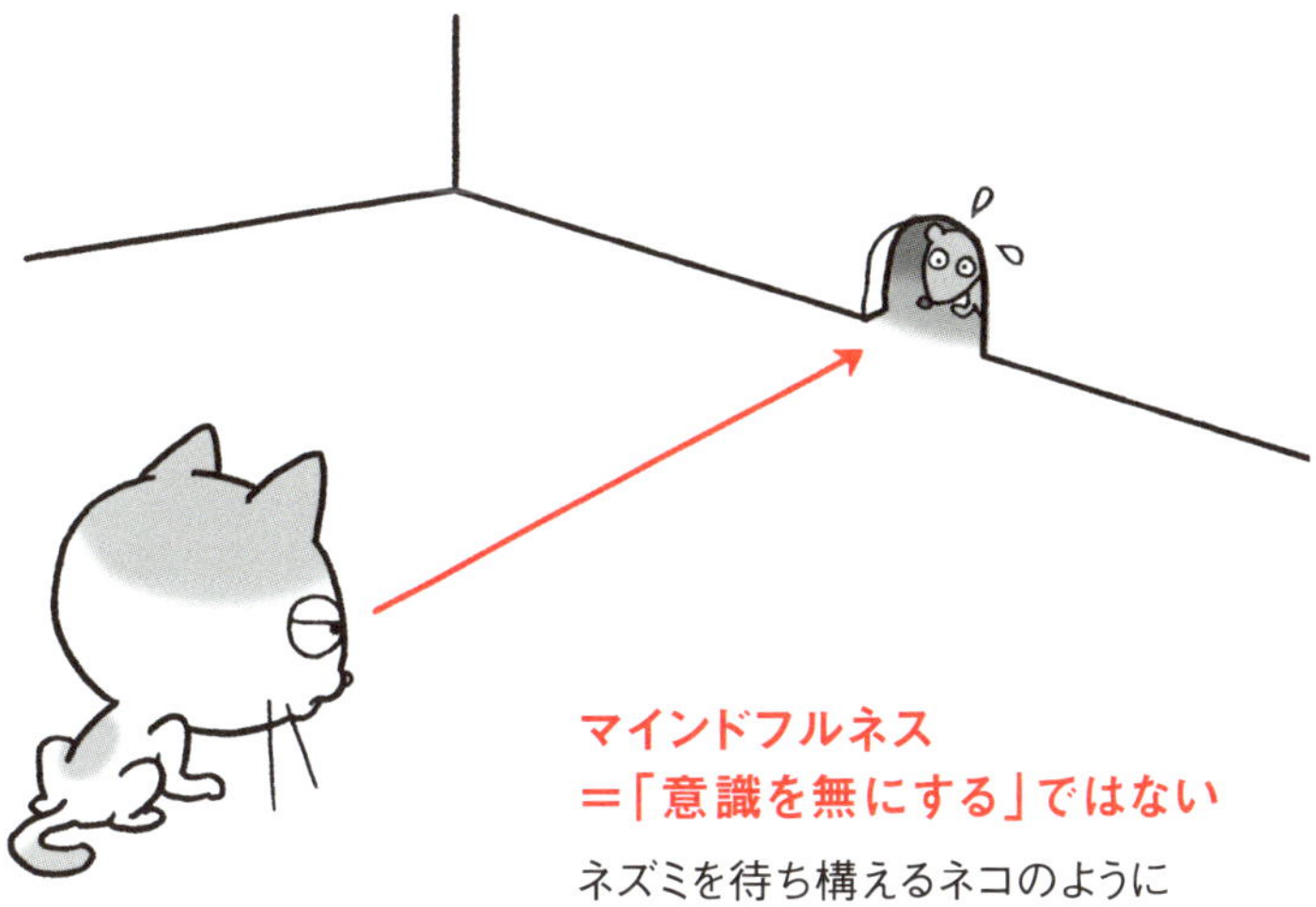

**マインドフルネス
＝「意識を無にする」ではない**

ネズミを待ち構えるネコのように
呼吸などに「並大抵ではない注意」を向ける

ネコはネズミを逃すまいとして、いまかいまかとカベの穴をじっと見つめています。これこそが「並大抵ではない注意」を向けている状態です。

身体の感覚や呼吸というこのあたり前の生理現象に、ふだんではちょっと考えられないくらいの好奇心や関心を持ってみましょう。**「注意0%《ゼロ》」の状況ではなく、「注意100%」の状況を目指す**わけです。

瞑想をはじめたら、まずは**自分の身体の感覚**に意識を向けてみます。足の裏が床に触れている感覚はあるか？　手が太ももに触れている感覚は？　お尻がイスに触れている感じは？　身体全体が地球に引っ張られる重力の感覚にも気づくかもしれません。

身体の感覚にひととおり注意を向けたら、次は**呼吸**を意識してみます。コツは「意識して呼吸する」のではなく、**呼吸に関わる身体の感覚に注意の矛先《ほこさき》を向けること**です。鼻呼吸をしていれば、空気が鼻を出入りする感じに気づくはずです。息を吸ったときに胸やお腹が上下する感覚はどうでしょうか？　呼吸の音は聞こえますか？　何か匂いはしますか？

慣れてきたら、どんどん細かいところに注意を向けていきましょう。吸う息と吐く息とでは温度が違いますね。息を吸うときにはまず胸が先に膨らむけれど、吐くときにはお腹が先にへこむといったことにも気づきます。また、呼吸はどれも同じではありません。1回、1回の呼吸の深さにも違いがあるはずです。

はじめて気づいたかのように、そうしたこと全部に新鮮な好奇心を向けます。

■「雑念を消す」のが目的ではない

これだけのことなのですが、おそらく**1分もしないうちに、あなたの心のなかには雑念が浮かんできます。**呼吸に意識を向けていたはずなのに、いつのまにか別のことを考えています。

仕事のことや家族のこと、「このあと何を食べようか」とか「あれは言いすぎたな」とか「何分経《た》っただろうか」とか……とにかくありとあらゆる雑念が、とりとめもなく浮かんできます。脳内ではＤＭＮが動いているわけですから、それはまったくもって自然なことです。

「私って雑念だらけの人間で、すぐにほかのことを考えてしまってダメなんです」

マインドフルネスを体験した人のなかには、こんなことを相談してくる人がいます。こういう方は、このメソッドのことをちょっと誤解されているのだと思います。
マインドフルネスは**雑念を消すための修行ではありません**。むしろ、雑念が生まれることを前提に設計されたスキルなのですから、意識が別の考えに流されても、**自分を責める必要はまったくないのです**。

ではどうすればいいのか？　やることは2つです。
まずは、**雑念が浮かんできたという事実に〝気づく〟こと**。
そしてそのあと、**やさしくゆっくりと〝呼吸に注意を戻す〟こと**です。

どれだけ呼吸に意識を戻しても、おそらく雑念は何度も浮かんでくると思います。

それでもやることは同じ。10回流されれば10回戻す、100回流されれば100回戻す。これだけのことです。雑念が浮かぶ回数が多かろうと少なかろうと、気にする必要はありません。

呼吸は**意識の錨《いかり》**です。

広大な海に浮かんでいるあなたの意識の周囲には、大小さまざまな潮《しお》の流れ、大波、強風といった雑念がやってきます。そのたびに、意識は流されそうになりますが、錨があれば大丈夫です。呼吸さえ見失わなければ、遠くまで流されることはありません。

繰り返しますが、雑念を消すことが目的ではありません。むしろ、**いかに自分の心が〝雑念まみれ〟なのかを、まず知ることが収穫**です。

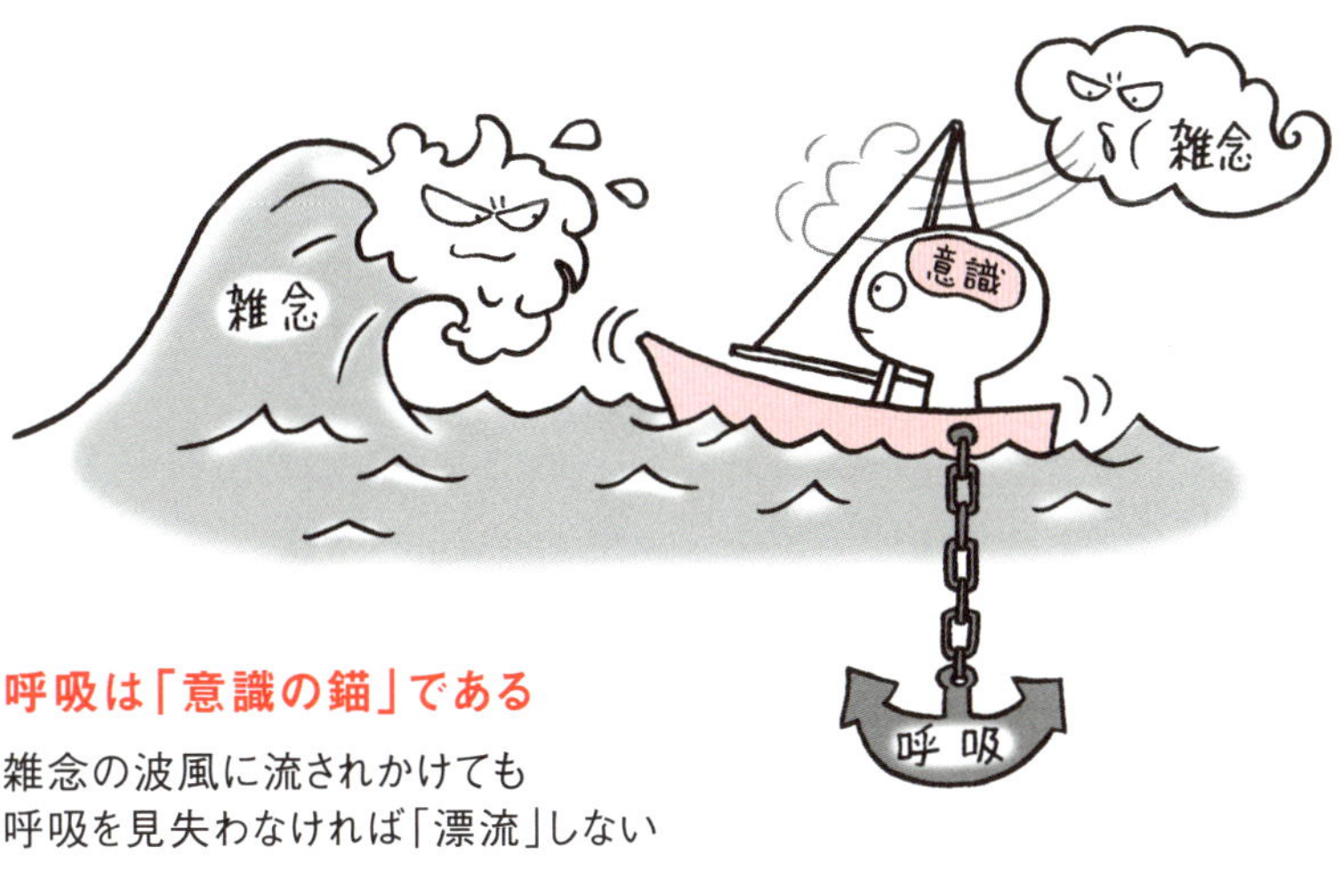

呼吸は「意識の錨」である

雑念の波風に流されかけても
呼吸を見失わなければ「漂流」しない

脳疲労を抱えている私たちは、いつも雑念の存在に気づくことなく、それらに流されるがままになっています。「気づく」だけでも大きな前進なのです。

■脳の疲れは「過去と未来」からやってくる

ここまでの説明を聞いて、「なぜ呼吸に注意を向けるのだろう？」という疑問を持った方も多いと思います。いかにも瞑想っぽくて、なんとなくイヤだなと感じた方もいるでしょう。その点について少しご説明しましょう。

マインドフルネスは、一種の注意力のトレーニングとしての側面を持っていますが、実際のところ、呼吸に本質があるわけではありません。では何をしようとしているのかというと、〝**いまここ**〟に意識を向けているわけです。

実際に瞑想をしてみた方は思い出してみてください。目を瞑《つむ》っているあいだ、どんな雑念が浮かんできましたか？　おそらくそのほとんどが、**過去に起きたことか、未来に起ころうとしていることに関係していた**と思います。

脳の疲れは、過去や未来から生まれます。終わったことを気に病んでいたり、まだ起きてもいないことを不安に思っていたり、とにかく心が〝いまここ〟にない。この状態が慢性化すると心が疲弊《ひへい》していきます。うつの患者さんによく見られる反芻思考はその典型です。

人間の脳は放っておくと、とにかく過去や未来のことを考えようとする――これが雑念回路DMNの正体です。

あなたの頭はいつも過去と未来を行ったり来たりしていないでしょうか？「過ぎ去った私」と「これから来るかもしれない私」のことばかりを考えていないでしょうか？「いまここにいる私」のことを忘れてはいませんか？

「過去や未来から来るストレスから解放されることが、マインドフルネスの目的です」

これは、米カリフォルニア大学ロサンゼルス校（UCLA）にあるマインドフルネスの研究拠点**MARC**（Mindful Awareness Research Center）で教育ディレクターをしている**ダイアナ・ウィンストン**の言葉です。

先のこと・あとのことに心を奪われた状態があたり前になると、人間は〝いまここ〟に意識を向ける方法を忘れてしまいます。決まった方向ばかりに関節を曲げていると、身体が固まって柔軟性が失われてくるのと同じです。

いつもと違う方向に少しだけ関節や筋肉を伸ばして身体を整えるストレッチのように、いつも過去・未来を向いている意識をあえて**現在**のほうに向けてみる。マインドフルネスは、**疲れづらい心・ケガしづらい心をつくるための脳のストレッチ**だとも言えるでしょう。

しっかりと脳を休息させたかったら、まずは〝いまここ〟にいる状態を体得することです。マインドフルネス呼吸法は、そのためのスキルなのです。

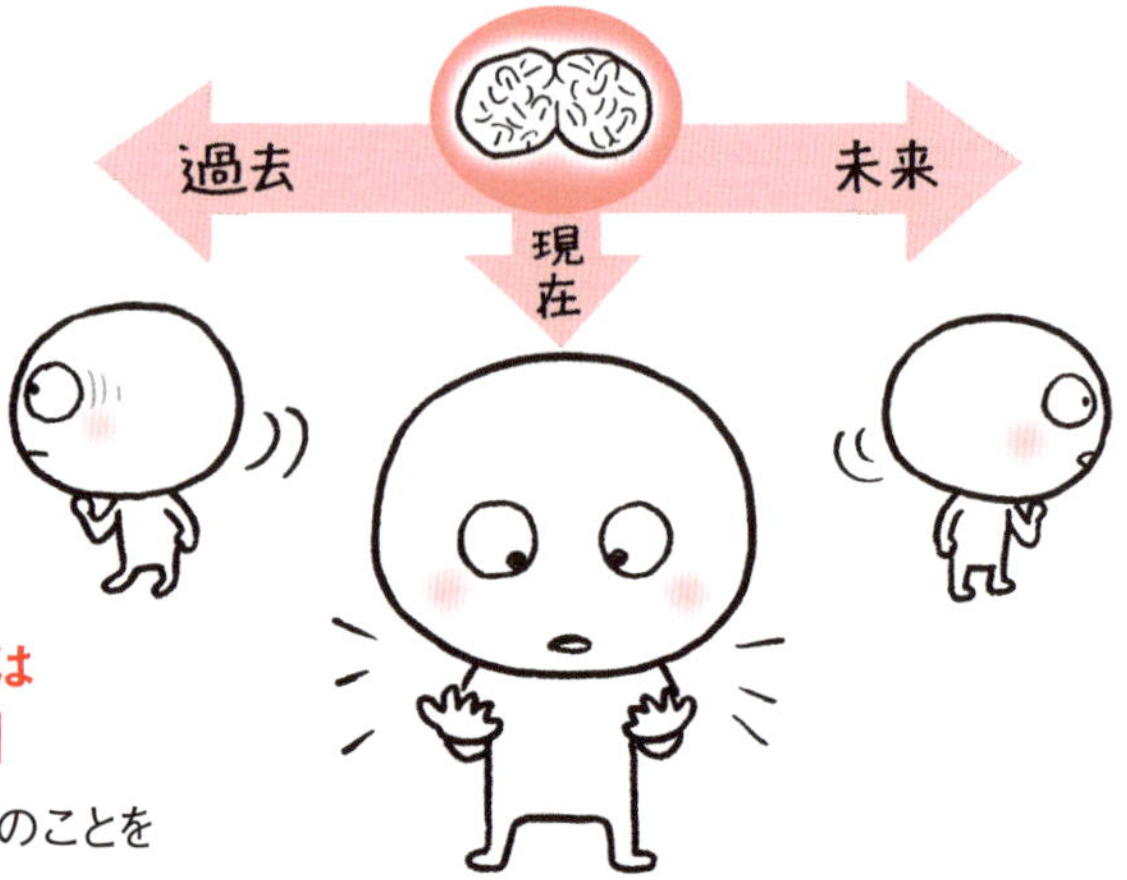

マインドフルネスは「脳のストレッチ」

つねに過去や未来のことを考えてしまう脳を「いつもと違う方向＝現在」に向けてみる練習

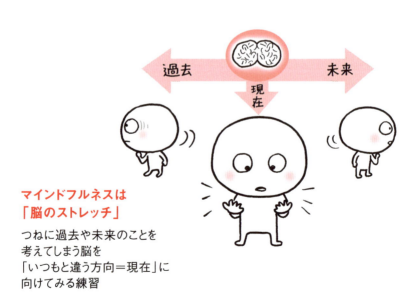

また、マインドフルな脳の状態というのは、**子どもの心**に近いと言えるかもしれません。

小さな子どもにとっては、ありとあらゆるものが新鮮であり、〝いまここ〟にある目の前のことに並大抵ではない注意を向けています。何かをしながら別のことをくよくよと思い悩むことがありません。マインドフルネスは、はじめて世界に触れる子どもの心を取り戻すことでもあるわけです。

「うまくいかない！」と思ったら……

ここまでの内容に、マインドフルネスの本質はほとんどすべて含まれています。あまりにもシンプルで拍子抜《ひょうしぬ》けしたという人もいるかもしれませんが、このマインドフルネス呼吸法にマインドフルネスの全エッセンスは尽くされていると言ってもいいくらいです。

他方、なかなかそうもいかない面があることもよくわかっています。

前著の刊行後、日本に帰国した際に、さまざまなメディアから取材をしていただきました。そのときにとても印象的だったのは、多くの記者さんがこういう質問をしてこられたことです。

「このやり方で合っているんでしょうか？」
「1日何分やればいいですか？」
「やっぱり半年は続けないとダメですか？」

この先にも何度か繰り返しますが、**マインドフルネスには「こうでなければならない」というルールがほとんどありません。**とにかく徹底的にプラグマティック（実用重視）になりましょう。

身体の感覚や呼吸に意識を向けるという点以外は、どれだけでも自分なりにアレンジしていただいてかまいません。

たとえば、イスが苦手であれば正座でもいいですし、坐禅に慣れている人は、あぐらをかいて床に座ってもけっこうです。就寝前に横たわってやるのもいいでしょう。

イスに深い意味があるわけではありません。あぐらや正座だと脚がしびれてしまうことがありますし、寝転びながらだと眠ってしまうことがあります。また、ソファなどに深く沈み込んだ姿勢だと、自然に呼吸できないかもしれません。だとすると、イスに座るのがいちばん合理的ではないか——その程度のことだと考えてください。

マインドフルネスの核心は"Let it go."——**あるがまま**です。「〇〇でなければならない」「××してはならない」というように、一方的に決めつける態度をジャッジメンタル（Judgemental）と言いますが、この休息法はそうしたジャッジを嫌います。

ノンジャッジメンタルの大切さは前著でもかなり強調したつもりでしたが、それでも「正しいやり方」とか「続けるべき時間」といった質問をする記者の方が多かったのがとても印象的でした。

もちろん、彼らを責めているわけではありません。問題は、私たちがいかに「ジャッジメンタルの呪縛」にとらわれているかということなのです。

決まった型を守ることではなく、**自分に最も合ったかたちを探すこと**をぜひ大切にしてください。

■たった5日で効果が出たこともある

最後に、少しだけヒントになりそうなことを、いくつかつけ加えておきましょう。

まず、瞑想の際のちょっとしたコツとして、**ラベリング**という方法があります。方法というと大げさですが、呼吸に合わせて1から10までを数えるだけです。「吸って吐いて」を1単位としてカウントし、それぞれの呼吸に「1」「2」というふうにラベルを貼っていくわけです。あまり数が大きくなると、注意力がそちらに奪われてしまいますから、10まで数え終えたらまた1に戻ります。

「呼吸に注意を向けるだけだと、すぐに雑念が浮かんでしまって……」という人は、このラベリングがいちばんです。**心をリラックスさせるだけでなく、集中力を高める効果**があることもわかっています。

また、もしマインドフルネスをやるのなら、1日5分でも10分でもけっこうですから、**毎日続けること**をオススメします。できれば、時間帯や場所も固定しましょう。

いくら脳に可塑性があるといっても、脳を変化させるためには継続的な働きかけが欠かせません。すでに紹介したブルワーの実験でも、10年以上の瞑想経験があるベテランを被験者にしています。[*01] **人間の脳は習慣が大好物ですから、同じ時間・同じ場所で毎日続けているほうが、効果はより出やすくなります。**

ただ、「10年も続けるなんてムリ……」なんて諦《あきら》めないでください。

じつは、たった**5日間の瞑想で効果があった**という研究[*02]もあるくらいですから、短期的な取り組みがまったく無意味というわけでもないのです。

まずは1週間を目安に続けてみるのがいいでしょう。続けられなくても、もちろん自分を責める必要はありません。「ノンジャッジメンタル＝あるがまま」を貫《つらぬ》いて、徹底的に自分本位で取り組んでください。

まずは、この直後に1分でもいいからやってみましょう。

すべてはそこからです。ひょっとしたらたった1分のその瞑想が、あなたの脳の未来を左右する、大きな分岐点になるかもしれませんよ。

＊01 Brewer, et al. (2011a)
＊02 Tang, et al. (2010)

Column

脳の疲れを防ぐ食事

もし「脳の疲れを防ぐにはどんな食事がいいですか?」と聞かれたら、私は「地中海地方の食事」と答えます。地中海地方で食べられている食材(左参照)は、ストレス・心臓・認知症、さらには、うつ病の予防にもいいとされています。*01

・毎日摂取したほうがいいもの――野菜、果物、ナッツ類、豆類、イモ類、全粒穀物、魚、エクストラ・バージン・オリーブオイル、チーズ、ヨーグルト
・ほどよく摂取したほうがいいもの――鶏肉、卵
・摂取を極力控えるべきもの――赤身肉

ただし、こうした食習慣に関するデータは、エビデンスが不十分なものも少なくありません。こちらの情報も、無作為比較試験という厳密な方法ではまだ検証されていないものです。食事については、ある食生活を送った人々と、送らなかった人々の2群をつくって、長年にわたって追跡比較することはとても難しいのです。

これらの食生活が脳によいとされる理由は、いくつかあります。まずは、果物などに含まれるフラボノイドの抗酸化作用(身体の酸化ストレスを減らす働き)や、魚油などに含まれるオメガ3脂肪酸の神経細胞膜の柔軟性や神経伝達の向上作用などが一役買っていると考えられています。この酸化ストレスは認知症患者の脳などでもよく見られ、脳細胞の死滅に関連していると言われています。

適度なカロリー制限や水分補給も、脳の疲労回復のためには大事だと言われています。それ以外で、脳にプラスの影響がありそうなのは、ジンセン(高麗人参)やギンコウ(イチョウ)といったハーブです。*02

さらには、鶏のムネ肉などに多く含まれるイミダペプチドやその他の栄養素(ビタミンB1、α-リポ酸、L-カルニチン、パントテン酸、クエン酸、コエンザイムQ10など)が脳の疲労を減らすと言われていますが、これについても十分な追試(効果の科学的再検証)が必要でしょう。

興味深いのは、腸内細菌叢《ちょうないさいきんそう》を整えると脳にプラスの効果があるという説です。[*03]

腸などの消化器系と脳との関係はいままさに研究が進みつつある分野で、年老いたネズミの腸内細菌を若いネズミに移植したところ、若いネズミの老化が加速したという報告もあります。腸内細菌叢を整えるうえで有効なのが、納豆やヨーグルトなどの発酵食品です。

食生活の結果としての肥満やいわゆるメタボも、脳にはよくないことがわかっています。肥満はうつ病の温床であり、同時にうつ病の結果でもあることが知られています。ストレスや怒りから来る「衝動食い」などは、当然これに関係してきます。

ここからわかるとおり、「何を食べるか」だけでなく、「どう食べるか」も大きなカギを握っています。マインドフルネスは、「食べたい」という衝動的な欲求を抑制するうえでも効果的で、20以上の研究のメタ解析によると、80％以上の研究で過食や感情的な食行動が改善していました。[*04] さまざまなデータが蓄積され、ダイエットの方法としても導入されつつあります。脳という根本的な部分から食行動を改善するので、体重、血糖値、内臓性脂肪、メタボ・肥満のリスクなどを減らす効果も見込めます。

具体的には、食べるという行為に注意を向ける「食事瞑想」（59ページ）、「ボディスキャン」（98・99ページ）、「食事日記をつける」といったことのほかに、「食べたい」という衝動（「クレーヴィング」といいます）に注意を向け、それによって身体に起こる変化を意識する「RAIN」（88・89ページ）が効果的だとする報告があります。

＊01 Sánchez-Villegas, et al. (2015), Quirk, et al. (2013) and Estruch, et al. (2013)
＊02 Van Praag (2009)
＊03 Dash, et al. (2015)
＊04 O'Reilly (2014)

CD Track 02

脳を疲労させる「自動操縦状態」を脱する！

現代はマルチタスクの時代。誰もが何かを「しながら」別のことをやっています。日常的な所作のなかで「自動操縦モード」になっているときほど、頭には雑念が浮かびやすくなります。これが常態化すると、注意力・集中力が低下しかねません。グーグルの社員研修「SIY」にも取り入れられているムーブメント瞑想をやってみましょう。

POINT

- 「玄関を出たところからスタート」「駅の改札を出たら開始」など、ムーブメント瞑想をやるタイミングをあらかじめ決めると習慣をつくりやすい
- 日々の食事に注意を向ける「食事瞑想」もオススメ

❸座った姿勢でムーブメント瞑想

- イスに座った状態で、後ろから前にゆっくり両肩を回す
- 筋肉や関節などの動き・感覚へ細かく注意を向ける

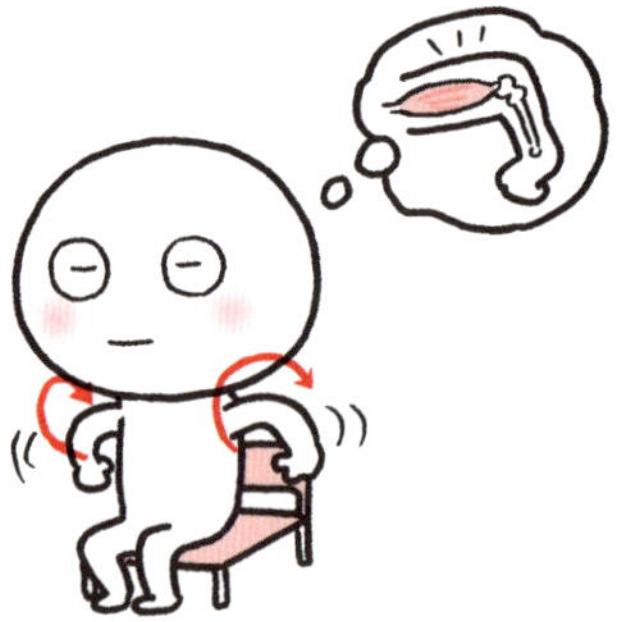

❹そのほかこんな方法も

- 日常の動き（服を着る／歯を磨くなど）に意識を向ける
- 自動車の運転中に、シートとお尻が触れている感覚、手がハンドルに触れている感覚、ハンドルをきったりブレーキを踏んだりするときの筋肉や関節の動きに注意を向ける（くれぐれも安全には注意を）
- ラジオ体操などをやりながら、身体の動きや感覚を意識する

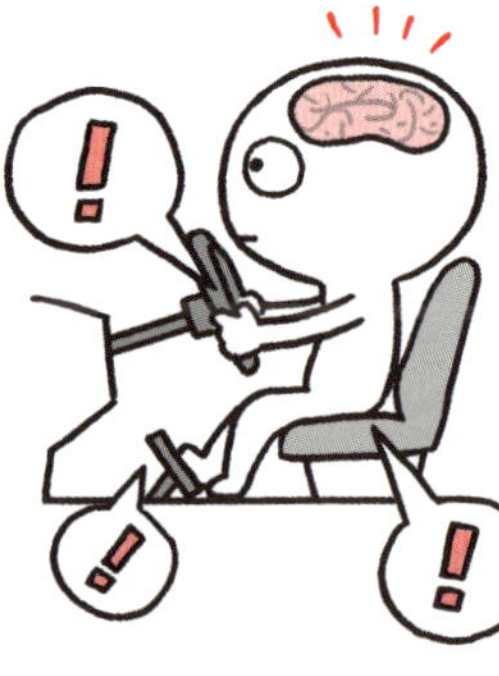

PART 2

気づくと考えごとをしているとき

ムーブメント瞑想

ここに効く!

- 集中力･注意力の改善
- フロー状態の実現

❶歩行瞑想

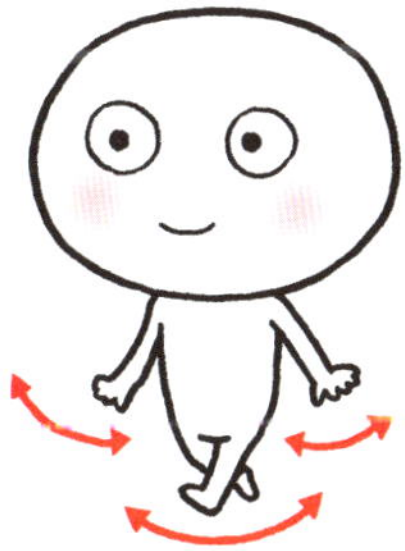

- スピードは自由だが、最初はゆっくり歩くのがオススメ
- 手脚の筋肉・関節の動き、地面と接触する感覚に注意を向ける
- 「右／左」とか「上げる／下げる」のように、自分の動きにラベリングする

❷立った姿勢でムーブメント瞑想

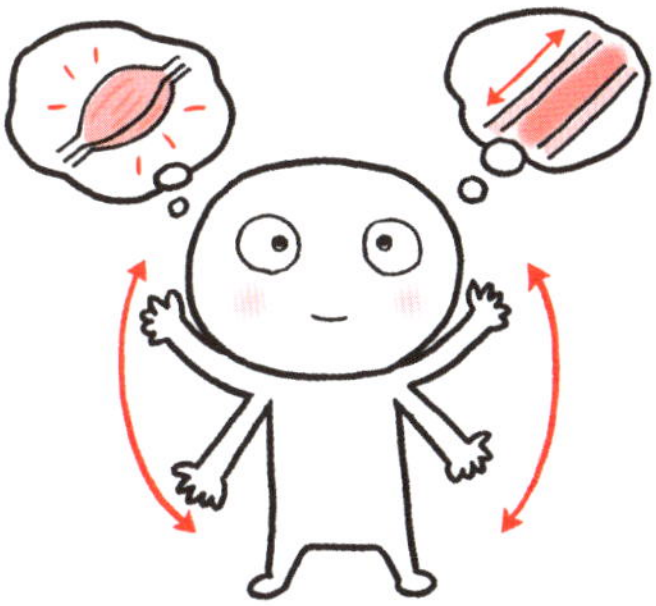

- 足を肩幅に開いて立ち、伸ばした両腕を左右からゆっくり上げていく
- 腕の筋肉の動き、血液が下がってくる感じ、重力に意識を向ける
- 上まで来たら、今度はゆっくり下げながら同様に(これを繰り返す)

■なぜ「自動操縦の心」のほうが疲れるのか？

過去や未来に意識が奪われていると、脳が疲労するという話をしました。もう1つ知っていただきたいのが、私たちは日常生活のなかで**自動操縦状態**にあるということです。

食べる、歩く、歯を磨く、電車に乗る……私たちは日々さまざまな行為のほとんどをそれと意識することなくこなしています。それほど注意を払っていなくても、飛行機の自動操縦モードのように、身体は目の前のタスクを処理しているはずです。

では、肝心のパイロット、つまり、意識はどこをほっつき歩いているのでしょうか？　もちろん、過去や未来です。

自宅で夕食を摂《と》っているとき、口のなかにある食べ物の味や目の前の料理の美しさではなく、日中に他人から言われたひと言のことを考えたりはしていませんか？

朝、職場に向かって歩いているとき、午後に待ち受けているプレゼンや商談のことに意識が奪われていませんか？

現代は、**誰もが目の前のことに集中せず、1つのことをしながら、ほかのことを考え・こなしている「ながら作業」の時代**です。「歩きスマホ」などは、まさに〝いまここ〟を喪失《そうしつ》した自動操縦状態の典型でしょう。

■「できる人」ほど、集中力が低下しやすい!?

ビジネスの現場などでも、コンピュータのようなマルチタスク処理によって、膨大な仕事量を効率よくこなせる人がもてはやされる傾向があります。できるビジネスパーソンに「ながら作業の達人」が多いのは事実でしょう。

一方で、そのようなマルチタスクに慣れきってしまうと、脳からは「大切な機能」が失われていきます。それは**集中力**です。自動操縦モードにどっぷり浸かっている脳からは、注意を一箇所に固定しておく力がなくなっていくのです。

社員の集中力低下は、企業にとっては死活問題です。マルチタスクが得意なエリート人材が集まるグーグルが、いち早くマインドフルネスを取り入れたのも頷《うなず》けますね。

マインドフルネスと集中力の関係についても、脳科学的な研究はかなり進んでいます。**注意をうまく分配する働き**（前頭葉や頭頂葉が関与）や、**障壁《しょうへき》となる葛藤《かっとう》をうまく処理する働き**（前帯状《ぜんたいじょう》皮質《ひしつ》、島《とう》、基底核《きていかく》が関与）は、マインドフルネスによって相当高まることがわかっているのです。

そのほか、いわゆる**ADHD**（注意欠陥・多動性障害）の人にもマインドフルネスが有効だという研究結果があります。つまり、落ち着きがなくて集中力に欠ける人々も、マインドフルネスによって注意力を高められるというわけです[*01]。

ある企業の人事課スタッフたちを対象にした研究では、週2時間×5週のマインドフルネスを実践したグループと、ただのリラクゼーションをやっただけのグループとの対照実験を行いました[*02]。

スケジュール管理などの複数のタスクを20分でこなすように指示したところ、より高い集中力を見せたのは、やはり前者のグループだったそうです。マインドフルネスが「目の前の仕事に集中する力」を高めた結果、複数のタスクをよりスピーディにこなせるようになったということでしょう。

＊01 Cairncross, et al. (2016)
＊02 Chiesa, et al. (2011)

■理想的な「集中脳」で起きていること

マインドフルネスと集中力との「結び目」になっているのが、**フロー**と呼ばれている状態です。

フローとは、心理学者の**ミハイ・チクセントミハイ**が提唱した概念であり、**リラックスしながらも、対象に浸《ひた》りきって、すさまじい集中力が発揮されている状態**のことをいいます。

仕事の場面などでもこの種の意識状態は報告されていますし、一流のアスリートが世界的な記録を出すときにも、このリラックスした集中状態を体験するといいます。スポーツなどの文脈では、**ZONE**《ゾーン》という言葉が使われたりもしますので、そちらに馴染《なじ》みがあるという人もいらっしゃるかもしれません。

何度か名前が出てきたマサチューセッツ大学のブルワーは、フローにも後帯状皮質が関係すると考えています。[*03] 後帯状皮質は、DMNを司《つかさど》る脳部位の1つでしたが、ここは同時に、**自己への気づき**(Self-awareness)を担う部位としても知られています。

＊03 Brewer, et al. (2011a) and Brewer, et al. (2014)

自己への気づきとは、**「いまこれをやっているのは、ほかでもなく私だ」**という**自意識**のことです。自意識が前面に出ている状態というのは、自分と対象とが溶け合っているフローとは対極にあります。

たとえば、2008年の北京オリンピックで、陸上女子100メートルハードルのアメリカ代表だった**ロロ・ジョーンズ**は、ずっとトップを走っていたにもかかわらず、最後から2番目のハードルに引っかかって金メダルを逃してしまいました。

このとき彼女は、「『脚をしっかり伸ばそう』と考えてしまった」と語っています。これはまさに自意識が顔を出して、ZONEが解けてしまったということでしょう。*04

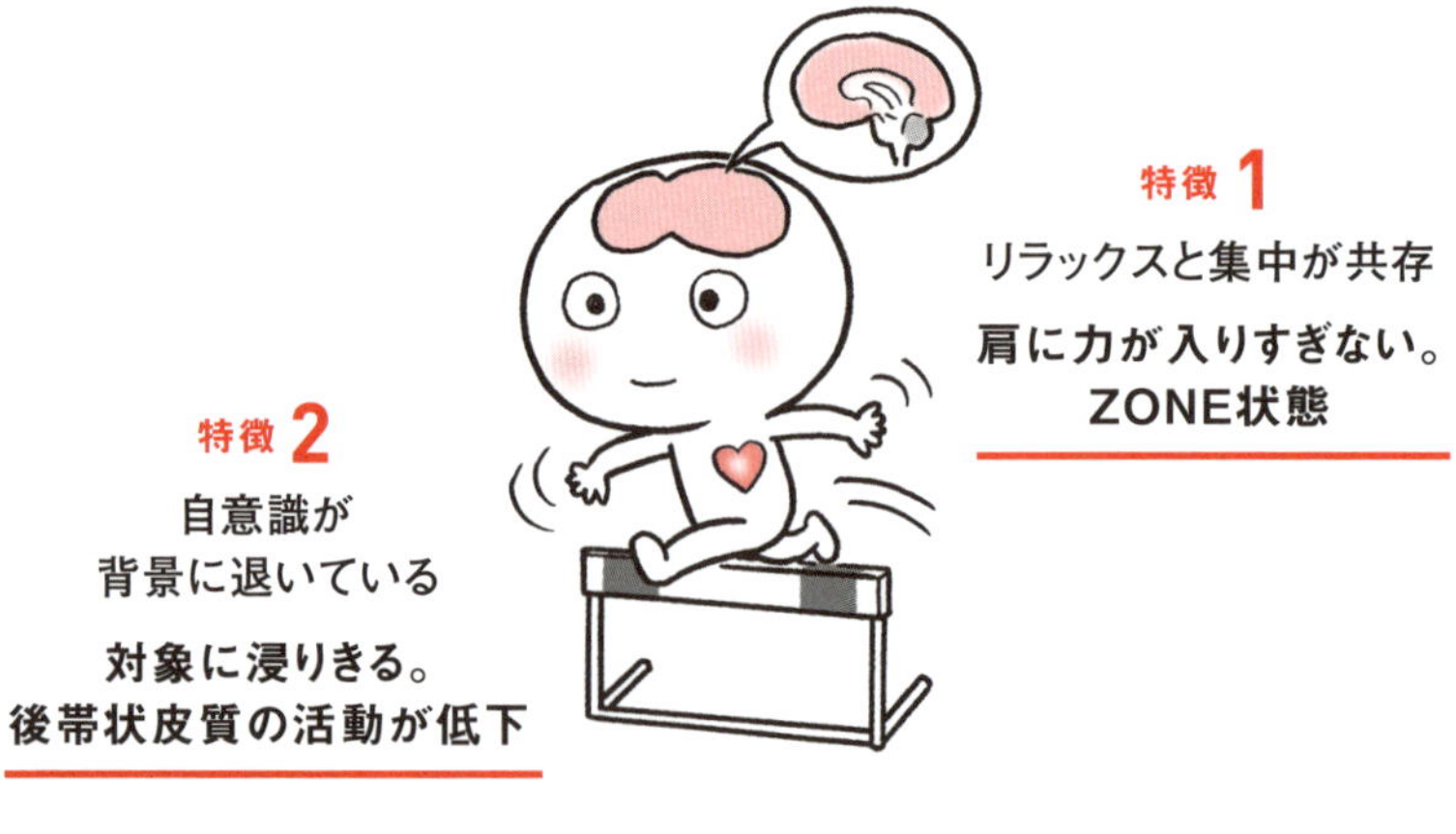
特徴 1
リラックスと集中が共存
肩に力が入りすぎない。ZONE状態
特徴 2
自意識が背景に退いている
対象に浸りきる。後帯状皮質の活動が低下

フローの2つの特徴

ブルワーは、**後帯状皮質の活動が低下し、自意識が背景に退《しりぞ》いている脳状態**こそが、フローの正体だと考えているようです。したがって、マインドフルネスによって後帯状皮質を鎮めれば、リラックスと集中とが共存した精神状態（フロー）は生まれやすくなります。アスリートらがこぞってマインドフルネスを実践する理由も、ここにあるのでしょう。

■日常の行動に「最高の休息法」を組み込む

マルチタスクに由来する自動操縦状態を解除し、リラックスと集中とを同時に高めるうえで有効なのが**ムーブメント瞑想**です。こちらは呼吸ではなく、**自分の身体の動き（ムーブメント）を意識の錨にする方法**です。

グーグルの社員研修プログラム**SIY**（Search Inside Yourself）でも実践されている典型的なムーブメント瞑想に**歩行瞑想**があります。

＊04　Brewer (2013)

最初はできる限りゆっくりと、亀のようなスピードで歩きながら、脚の筋肉や関節の複雑な動き、手の動き、足が地面を蹴る感じ、それらが見事に連動している様子などを、1つずつ細かく意識します。

しばらくすると、ここでも脳はいつのまにか自動操縦モードに切り替わり、歩行以外のことに意識がさまよいはじめるはずです。雑念に流されていることに気づいたら、呼吸法のときと同様、ゆっくりと身体の動きに注意を引き戻しましょう。

すぐに注意が逸《そ》れるようなら、**ラベリング**を組み合わせましょう。脚の動きに合わせて「右」「左」とか「上げる」「下げる」と心のなかでつぶやくのがオススメです。

さらに、50・51ページで紹介した簡単な体操だけでなく、服を着るとき、歯を磨くとき、車を運転するときのような、日常のアクションにも応用が可能です。朝のラジオ体操のときに筋肉の動きに注意を向けてみたり、バットの素振りと組み合わせてみたり、毎日の通勤時間にやってみたりと、いろいろ工夫してみてください。

ちなみに私は毎朝、自宅からクリニックに出勤する際、「玄関のドアを開けたら歩行瞑想を開始する！」と決めています。このように**日常のルーティンのなかに「きっかけ」をつくっておくと、習慣づけが容易になります。**

食事をしながら脳を休める

ムーブメント瞑想に似た方法として、**食事瞑想**もご紹介しておきましょう。
……と、その前に、こんなたとえ話をご存じでしょうか？

ある日、旅人の男が恐ろしいトラに遭遇《そうぐう》した。逃げるうちに、崖《がけ》の上に追い詰められてしまい、やむなく男は垂れ下がったツタを頼りに、崖を降りはじめる。しかし、なんと崖の下にも別のトラが迫っているではないか！　追い討ちをかけるように、ネズミがやってきてツタを噛み切りはじめた。
「（もはや一巻の終わりか……）」と天を仰《あお》ぐと、崖の斜面に生えた真っ赤な野イチゴの実が目に飛び込んでくる。必死でイチゴを摘《つ》みとってほおばると、これまでの人生で食べたどんなイチゴよりも甘美《かんび》な味わいがしたという——。

いかがでしょうか？「絶体絶命の状況にあったからこそ、食べ物を〝いまここ〟で味わうことができた」——そんなふうにも読めるお話ではないかと思います。

食事というあまりにもあたり前の行為をしているとき、私たちは〝いまここ〟を忘れがちです。しかし、山のなかでトラに追い詰められるまでしなくても、自動操縦モードを脱することは可能です。そのスキルが食事瞑想というわけですが、なかでもよく使われるのが**レーズンエクササイズ**です。1粒のレーズン（もちろんレーズンでなくてもけっこうです）を意識の錨として利用する方法です。

まず、レーズンをよく観察しましょう。はじめてレーズンを目にした子どものように、手のひらに乗せて、じーっとよく見てみる。どんな色をしているか？　どんな形をしているか？　重さは感じるか？　表面にしわが入っているか？　指で押したときの感触は？　どんな匂いがする？　指先で叩いたときの音は？　唇にあててみた感触は？　どんな些細なことでもいいので、とにかく細かいところまで注意を向けていきます。視覚だけでなく、触覚、味覚、嗅覚、聴覚すべての五感を使うようにしましょう。

次にレーズンを口のなかに入れます。すぐには嚙まないようにし、アメ玉のように舐めてみましょう。レーズンはいまどの位置にあるか？　口のなかに触れるとどんな感じがするか？　風味は感じるか？

最後に、レーズンをゆっくり噛みます。レーズンの味がよりはっきりわかるようになるはずです。どんな味がするか？　唾液《だえき》が出てきて、口のなかがどう変化したか？　飲み込んだあと、喉《のど》や食道を通っていく感じは？

食事瞑想のいいところは、集団で一緒にできる点です。

マインドフルネスは子どもの脳にも好ましい影響を与えますが▼96・97ページ、小さな子どもの場合、呼吸に注意を向けさせるのにはけっこう苦労します。

食べ物に注意を向ける食事瞑想であれば、比較的やりやすいと思いますので、ぜひご家庭で実践してみてください。

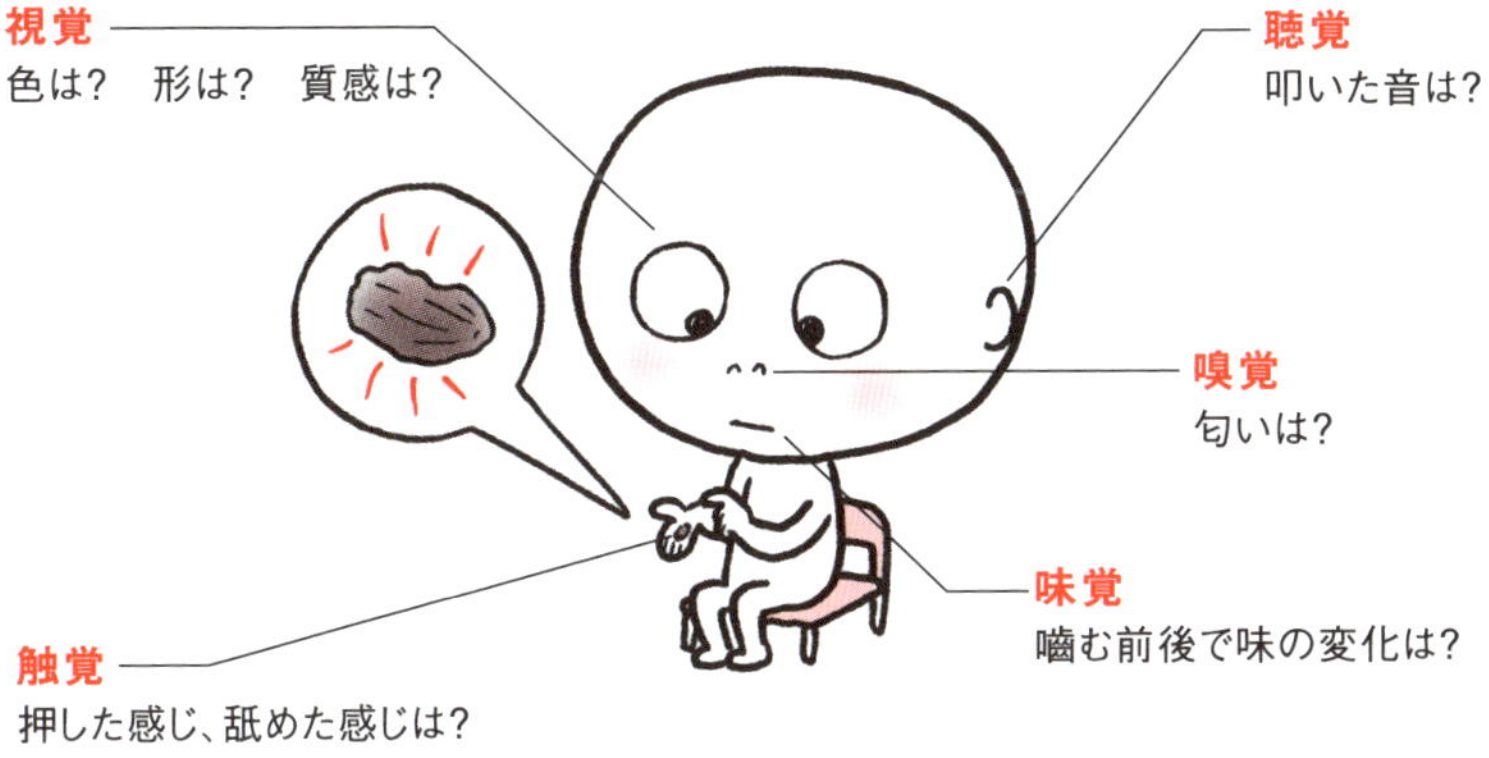
視覚
色は？　形は？　質感は？
聴覚
叩いた音は？
嗅覚
匂いは？
味覚
噛む前後で味の変化は？
触覚
押した感じ、舐めた感じは？

五感を使って"いまここ"を実現する
レーズンエクササイズとは？

Column

マインドフルネスで美人になる!?

マインドフルネスの魅力は、なんといっても、いつでもどこでもできるという点です。とくにムーブメント瞑想であれば、日常のルーティンのなかに組み込みやすいのでオススメです。

女性であれば、メイクや洗顔をしながら〝いまここ〟を意識するようにしましょう。男性もヒゲを剃っているときとか、靴を磨いているときに、心が過去や未来をさまよっていないかに気を留めてみてください。

一方、マインドフルネスの効果というと、どうしても集中力の向上とか感情コントロールといったことを考えがちですが、実際にはかなり幅広い分野で効果があるらしいことがわかってきています。

カバット＝ジンの古典的研究では、マインドフルネスのセッションを8週間にわたって行った結果、乾癬《かんせん》という皮膚疾患の回復スピードが見事に促進されました。[*01] 遺伝子レベルで皮膚の代謝スピードが変わったというデータもあります。[*02] 少なくとも、免疫系が強化されることはわかっていますので、キズの治りなどは早くなると言えるでしょう。

これは言い換えれば、肌や髪の毛、爪などに対しても、マインドフルネスには好ましい影響が期待できるということ。肌再生のサイクルが早まれば、肌が美しく保たれるようになります。

また、ストレスホルモンの分泌を減らす効果も知られていますから、そこから来る間接的な美容効果も期待できます。[*03]

ストレスホルモンは、皮脂《ひし》の産生量を増やしたり、肌の乾燥を促進させたり、自律神経のバランスを崩したりする原因。マインドフルネスによってストレスホルモン分泌が抑えられれば、過剰な皮脂による吹き出ものが減ったり、乾燥肌がうるおいを取り戻したり、脱毛が抑えられたりといったことは、十分考えられます。

さらに、自律神経を整える働き[*04]を考えると、月経前症候群（PMS）の一連の症状、痛みや疲れ、倦怠感やイライラなどが改善されることもあり得ます。

マインドフルネスは美しさにも効く——これは美容に気を遣っている多くの女性には（もちろん男性にも）朗報でしょう。

マインドフルネスは脳からその人を変えていきますから、容姿の美しさだけでなく、内面の変化に由来する美容効果（表情や声、行動など）ももちろんあります。美容にはストレスの要素が深く関わっていますので、心の健康を促進することで、外見にポジティブな作用をもたらしていくという発想がとても大切になります。

「メッタ」というマインドフルネス（112・113ページ）を行うと、オキシトシンが脳内で分泌されるようになったというデータもあります。オキシトシンは、母親が赤ちゃんにおっぱいをあげているときにもよく分泌されることが知られており、人と人の絆を深める働きがあるホルモンです。

アメリカの心理カウンセリングでは、夫婦仲が冷え切ったカップルに対し、「オキシトシン薬を摂りなさい」というアドバイスがされたりもするほどで、「愛情ホルモン」などという呼び名もあるくらいです。

マインドフルネスによってオキシトシン分泌が促進されれば、マンネリ状態になってしまったパートナーにも、やさしい愛情を抱けるようになるかもしれませんし、家族関係にもプラスに働くでしょう。

大半のストレスは身近な人間関係から生まれます。愛情ホルモンを高めることで、人間関係のストレスを軽減し、心身両面から私たちを美しく保ってくれる——そんなすばらしい効果がマインドフルネスには期待できるのです。

＊01 Kabat-Zinn, et al. (1998)
＊02 Epel, et al. (2016)
＊03 Sanada, et al. (2016)
＊04 Tang, et al. 2009)

CD Track 03

脳の構造を変えて、ストレスの捉え方を変える

ストレスは脳内の現象ですが、慢性化すると身体にさまざまな影響を及ぼします。じんわりとした身体のだるさや肩こりのような症状から、激しい腹痛、胃腸の炎症まで。ストレスによる身体への影響に気づき、それを脳（前頭葉と扁桃体の関係性）から改善していく方法があります。

POINT

- 身体的な疲労すらも、そのメインステージは脳である
- ストレス要因をフレーズ化することで、自分の「認知の歪み」を客観化できる

❸身体全体に意識を広げる

- 注意を全身に広げる（身体全体が呼吸をしているイメージ）
- 息を吸い込むとき、ストレスに反応した身体の部位に空気を吹き込むようにイメージし、呼吸するにつれてそこがほぐれていく感じを持つ
- さらに注意を周囲の空間全体へも広げていく

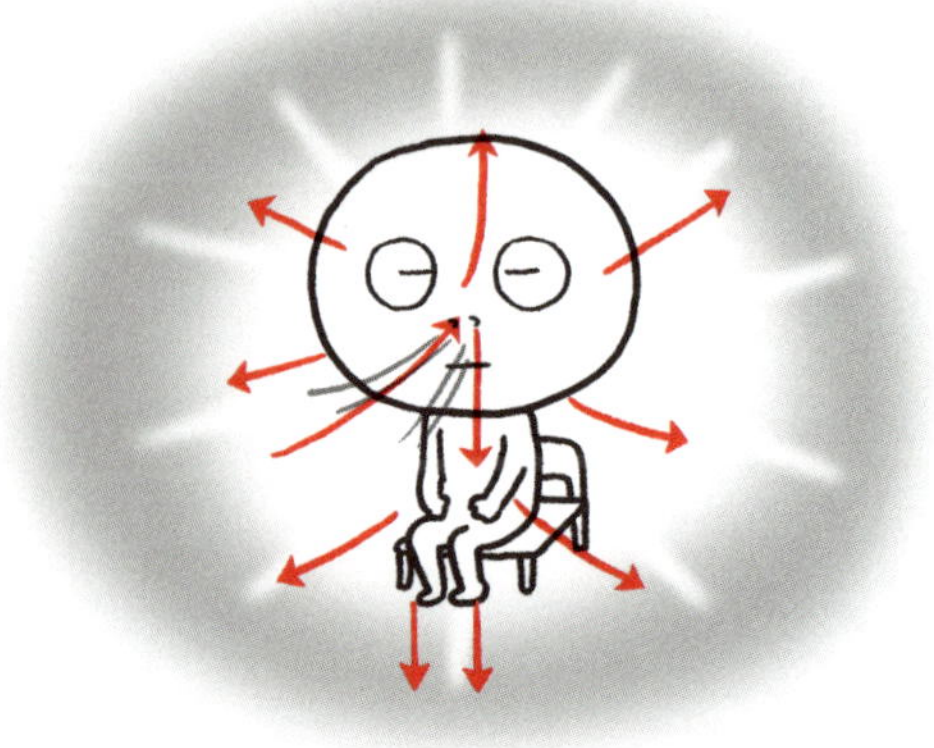

PART
3

ストレスで体調がすぐれないとき

ブリージングスペース

ここに効く！

- ストレスの解消
- ストレス由来の緊張（肩こりなど）
- その他不調の改善

①ストレスの影響に気づく

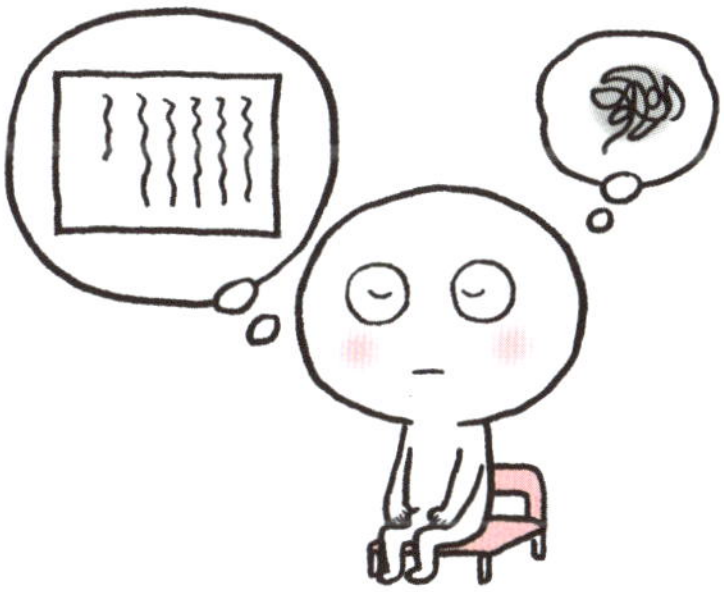

- マインドフルネス呼吸法の基本姿勢をとる
- ストレスの原因になっていることを「1つの文」にする
- その文を心のなかで唱えたとき、心や身体がどう反応するか確認する

②呼吸に意識を集中させる

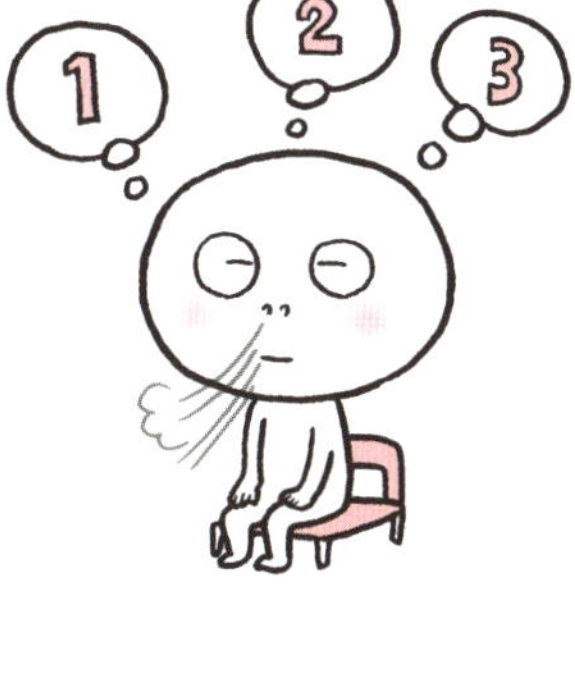

- 呼吸に「1」「2」とラベリングする
- 身体の緊張が緩んでいくのを感じる

■脳内の「アンバランス」がストレスを招く

脳の疲れと聞いて、誰もがまず思い浮かべるのが**ストレス**でしょう。他人（あるいは自分）にイライラしたり、先のことを不安に思ったり、大きな緊張を抱えたりすることで、脳には一定の**ストレス反応**が起こります。

なかなかすぐに効果は見えづらいのですが、ある程度マインドフルネスを継続していけば、ストレス反応そのものを軽減する力が脳には備わっていきます。そのプロセスを自分なりにチェックするうえで目安になるのが、次の**マインドフルネスの3つの経験段階**です。

①初期——〝いまここ〟に注意を向けることに躍気《やっき》になる
②中期——雑念に気づき、〝いまここ〟へと注意を向け直せる
③後期——努力しなくても、つねに心が〝いまここ〟にある

いくつかの研究では、3カ月以上にわたってマインドフルネスを実践した人の脳内

＊01　Tang, et al. (2015)

では、**前頭葉**《ぜんとうよう》**と扁桃体**《へんとうたい》**が上下関係でなく、より対等でポジティブな関係をつくる**ことがわかっています。*01

ごく単純化した図式ですが、**前頭葉**が人間の理性なのだとすれば、**扁桃体**は感情を司る部位だと考えていただけばいいでしょう。

扁桃体は数億年前の魚類も持っていた、最も原始的な脳部位です。**外部の脅威から自分の身を守ることを最優先する動物的な本能の役割**を担《にな》っています。

外部から一定の刺激を受けると、この部位が**不安**とか**怒り**といった感情を生み出します。これがストレス反応です。こういう場合、通常は理性である前頭葉が感情である扁桃体を**上から抑えつけて鎮静化**を図ろうとします。

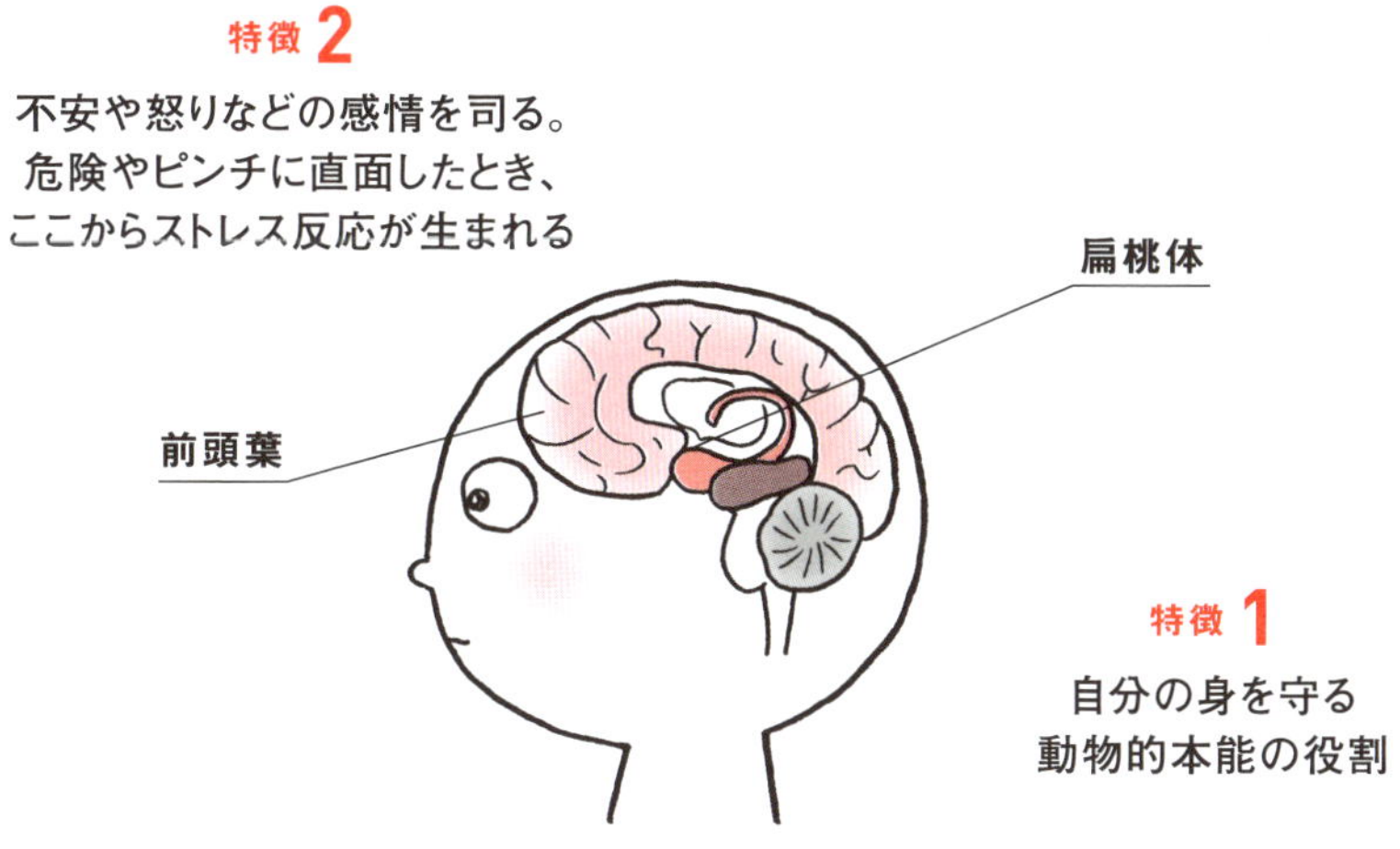
特徴2
不安や怒りなどの感情を司る。
危険やピンチに直面したとき、
ここからストレス反応が生まれる
扁桃体
前頭葉
特徴1
自分の身を守る
動物的本能の役割

扁桃体とは?

前頭葉が抑え込めないくらい扁桃体が過剰に活動すると、交感神経に作用して、激しい動悸《どうき》や過呼吸などの身体症状が引き起こされます。これがいわゆる**パニック発作**という状態です。

一方、マインドフルネスの訓練を受けた脳では、こうした上下関係そのものに変化が生まれます。つまり、前頭葉が扁桃体を上から抑制するのではなく、**両者がよりフラットにバランスを取り合い、調和している状態**が観察されるのです。

パニック発作のような激しいストレス反応を改善するうえでは、理性によって一方的に抑えつける方法には限界があります。**前頭葉と扁桃体、理性と感情の協調関係を生み出すマインドフルネス**には、医師としても大きな可能性を感じます。

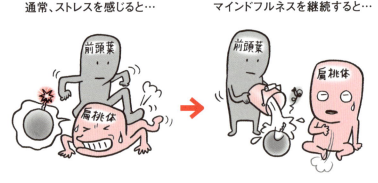

前頭葉（理性）が扁桃体（本能）を
上から抑えつける

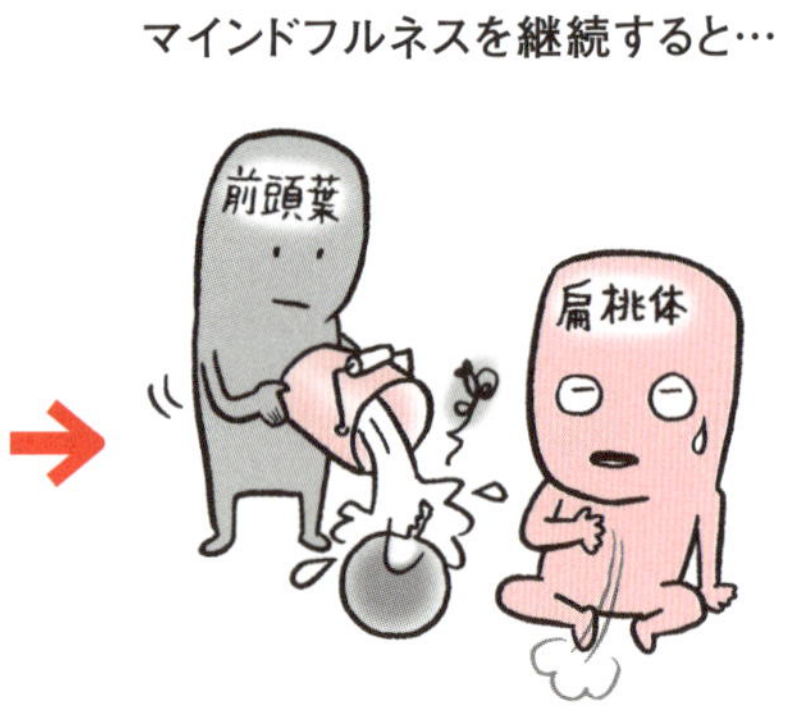

両者が協調して
ストレスに対処する

マインドフルネスで脳が変わる

緊張感があるところに息を吹き込む

パニックまでいかないにしても、ストレス反応はさまざまなかたちで身体に影響を及ぼします。肩こり、頭痛、腹痛、下痢など、ストレスで身体に不調が起きている人にオススメなのが、**ブリージングスペース**です。

まずはイスなどに座って、マインドフルネス呼吸法の基本姿勢をとりましょう。しばらく身体の感覚や呼吸に注意を向けて、脳がある程度マインドフルな状態になったら準備完了。ここから全部で3つのステップがあります。

まず、**ストレスに輪郭《りんかく》を与えるのが第1のステップです**。何かイヤなことが起きたとき、嫌いな人のことを考えたときに、自分の**身体**にどういう変化が起きるかに注意しましょう。

ストレスの原因を**1つのセンテンス（文）にする**こともオススメです。その文を心のなかでつぶやいたとき、胸のあたりがギュッとなる、脈拍が速くなる、顔がほてる、胃にキリキリした痛みを感じるなどはありませんか？

些細《ささい》なことでいいので、**ストレスというつかみどころのないものを、身体の変化という具体的なものに置き換えましょう。**

次に、ベーシックなマインドフルネス呼吸法を行います。呼吸にラベリングをしながら、身体のこわばりに向かっている注意を呼吸に引き戻します。過去のイヤな記憶や将来の不安に占められていた意識が呼吸に集まってくるにつれて、身体の緊張がじわじわと緩んでいくのを味わってください。

最後がブリージングスペースの大事なところです。呼吸だけに向かっている注意を、身体全体に広げてみましょう。身体全体が呼吸しているようにイメージし、そこに注意を向けるようにするとうまくいきます。

息を吸うときに、第1のステップで違和感があった部分に空気を送り込むようにイメージするのもオススメです。そこに空気が通るたびに、こわばりがとれて柔らかくなっていく感じ、開《ひら》けていく感じを堪能《たんのう》しましょう。

■厄介なのは「疲れ」よりも「疲れた感じ」

脳疲労の原因となる心のストレス反応についてお話ししてきましたが、それ以前に、やはり**身体が疲れている**という方もいらっしゃるでしょう。

身体の疲労についての科学的な研究データはまだ十分ではありませんが、近年では、**肉体の疲労も疲労感という「脳の現象」としてアプローチされるようになりつつあります。**

疲労感の解消に欠かせないのはやはり**運動**です。運動によって人間の脳が変わることもよく知られています。[*02]

たとえば、平均60代後半の人たちが、40分ほどの有酸素運動（速歩）を1年続けたところ、記憶を司る海馬の容積が2％増加しました。[*03] 運動によって脳年齢が1～2歳は若返ったわけですから驚きです。

また、**慢性疲労症候群**（強い疲労感が長期間にわたって消えない病気）の患者さん

＊02　Cooney, et al. (2014) and Rethorst, et al. (2009)
＊03　Erickson, et al. (2011)

を対象にしたメタ解析では、運動指導と同じくらいの有効性が**カウンセリング**にも認められています。[*04]

重い疲労感を伴うことで知られる線維筋痛症や多発性硬化症といった疾患でも、うつ病と同じ左前頭葉へのＴＭＳ磁気治療が効果を発揮したり、[*05]マインドフルネスが疲労感を軽減したりといった報告があります。[*06]

＊　＊　＊

これらを踏まえれば、**身体の疲れすらも、休息のメインステージはやはり脳**なのだと言えそうです。

最後に、そのほかオススメの脳のリフレッシュ方法をあげておきましたので、次ページの内容も参考にしながら、ストレスや疲労とのつき合い方をぜひ見直してみてください。

＊04　Smith, et al. (2015)
＊05　Knijnik, et al. (2016), Palm, et al. (2014), Tendler, et al. (2014) and Schippling, et al. (2013)
＊06　Simpson, et al. (2014)
＊07　Chatterjee (2011)

脳をリフレッシュさせる5つの方法

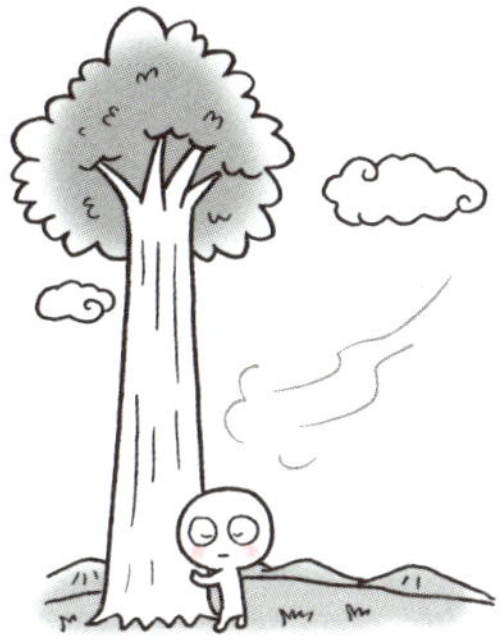

方法1 オン／オフ切り替えの儀式を持つ

特定の音楽を聴く、
シャワーを浴びるなど。
脳は2つを同時にできない。
仕事モードと休息モードをはっきりさせる

方法2 自然に触れる

人を超えたスケールの非人工物に
触れることで、
日常・仕事モードからの解放を促進する*07

方法3 美に触れる

美しいという感覚は、脳の報酬系・背外側前頭前野などへ
作用するとされる

方法4 没頭できるものを持つ

好きなことに集中すると、報酬系が刺激される

方法5 故郷を訪れる

育った場所には安心がある。安心は不安の反対

Column

なぜアスリートは瞑想するのか？

男子テニス世界ランキング1位だったノバク・ジョコビッチ選手。彼の強さの秘訣としてよく言われるのが、その身体の柔軟性と、ここ一番の場面で発揮される強靭な精神力です。ジョコビッチもまた、マインドフルネスを自らのトレーニングに組み込んでいるアスリートです。

「落ち着いていながら、攻撃的である」という矛盾した精神状態が求められるテニスプレーヤーにとって、マインドフルネスほど有益なものはありません。実際、彼のプレーは、時にむき出しになるアグレッシブな荒々しさと、決して感情に流されない冷静さの両面を併せ持っていることが窺えます。

それ以外にも、かのマイケル・ジョーダン、コービー・ブライアントといった伝説的バスケットボール選手、水泳のマイケル・フェルプス選手、サッカーの長友佑都選手や本田圭佑選手なども、マインドフルネス実践者として知られています。

先日、やはりプロテニスのラオニッチ選手が、ゲームとゲームのあいだの休憩時間に目を瞑り、呼吸に注意を向けている様子がテレビに映し出されていました。トレーニング中のみならず、試合中の局面でもマインドフルネスを取り入れているのは驚きでした。

なぜここまで多くのアスリートたちが、マインドフルネスを実践するのでしょうか？

1つは、本文中にも登場した「リラックスした集中」、いわゆるフローやZONEと呼ばれる状態を呼び込むうえで、マインドフルネスが有効だからです。

人が何かに集中する際には、脳内にノルアドレナリンと呼ばれる物質が必要になります。しかし、それがあまりにたくさん生み出されてしまうと、逆に身体が緊張してしまい、本来の能力が発揮できません。

これはスポーツの世界に限らず、学力テストやビジネスプレゼンの場面でも、ほとんどの人が経験していることでしょう。

人が本来のパフォーマンスを十分に発揮するためには、緊張をほどよく保ちながらも、リラックスしている状態が欠かせないのです。

「集中力」と聞くと、どうしても気合いの入った熱中状態をイメージしてしまいがちですが、パフォーマンスを高めるうえで要求されるのは、そのようなホットな集中ではありません。覚醒したクールな意識と研ぎ澄まされた注意力が共存する状態を目指すのであれば、マインドフルネスに勝るものはないでしょう。

もう1つ、アスリートとの関係を考えるうえで重要なのが、「メタ認知」です。マインドフルネスは、自分の思考や視点を超越して、全体を俯瞰《ふかん》するメタ認知能力を高めることが、さまざまな研究からわかっています。

この種の力は、ほとんどの競技で非常に強力な武器になります。たとえば、サッカーのキラーパス（相手の裏をつく鋭いパス）。これを繰り出すには、フィールド全体を「鳥の目」で見渡す広い視野が欠かせません。

あるメジャーリーグの取材記者の方が、「一流は視界が広い」と語っているのを聞いたことがありますが、メタ認知もまた、アスリートにもたらされる大きな果実だと言えるでしょう。

最後に、このメタ認知とも関連するのが、痛みや苦しさのコントロールです。アスリートには日々のトレーニングがありますから、つねに一定の負荷、痛み、疲労と背中合わせです。そんなとき、マインドフルネスを通じて、目の前の苦しさから距離を置くことができれば、つらいトレーニングを継続することも可能になります。

以前、元Jリーガーでスポーツ解説者の中西哲生さんと対談した際、彼も同じようなことを指摘していました。試合中の悪い流れを断ち切ったり、自分自身の不調・逆境を乗り越えたりするうえでも、マインドフルネスがアスリートにもたらす影響は計り知れません。

CD Track 04

脳に繰り返し現れる「思考のサル」を黙らせる

頭のなかにさまざまな雑念が渦巻いている「モンキーマインド」の状態では、脳のエネルギーが膨大に浪費され、どんどん疲労が蓄積し、睡眠の質も低下します。そんなときは、まず雑念そのものに対する「認知」を変えましょう。繰り返しやってくる思考に「名前」をつけると、ループに陥りづらくなります。

POINT

- 「雑念＝電車」「自分＝プラットホーム」のような認知行動療法的アプローチが有効
- 「自分」と「自分の考え」とを同一視しない

❹善し悪しで判断するのをやめる

- 「いまここ」以外の基準で物事を評価していないか？
- 「ノンジャッジメンタル（決めつけない）」を意識する

❺由来を探る

- その考えが何度も現れてくる原因は？
- 自分の「深い願望（ディープニーズ）」から考え直す

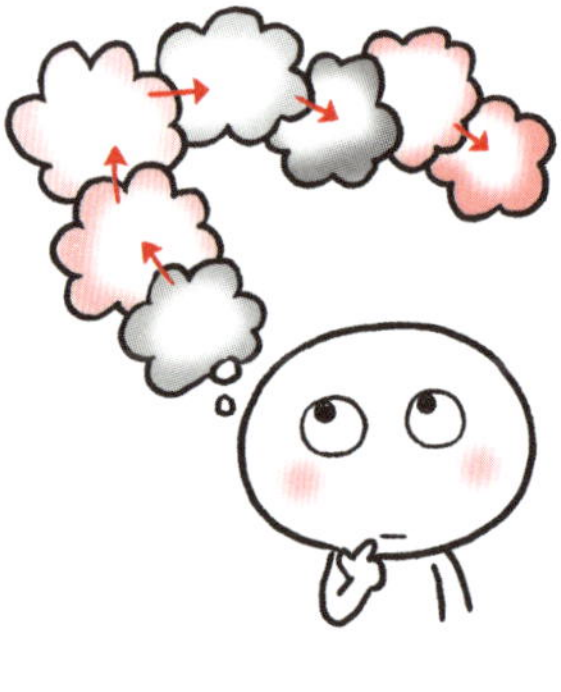

PART 4

思考のループから脱したいとき

モンキーマインド解消法

ここに効く！

- 思考ループの抑制
- 集中力の向上
- 自己嫌悪の回避
- 寝つきの改善
- 深い睡眠

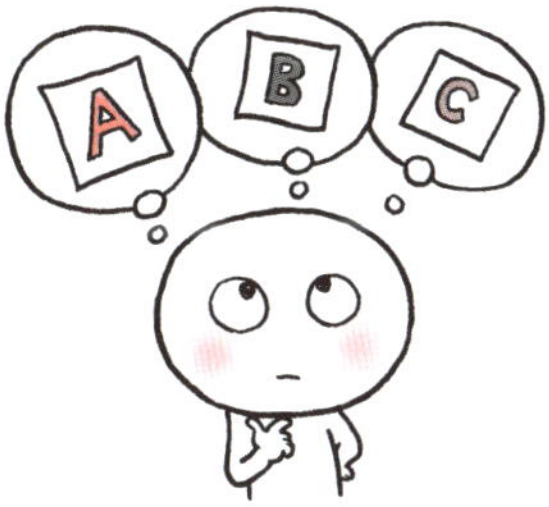

❶ 捨てる

- 思考にラベルを貼り、「何度も考えた」という事実に気づく
- 「もう十分！」と思考を頭の外に送り出す

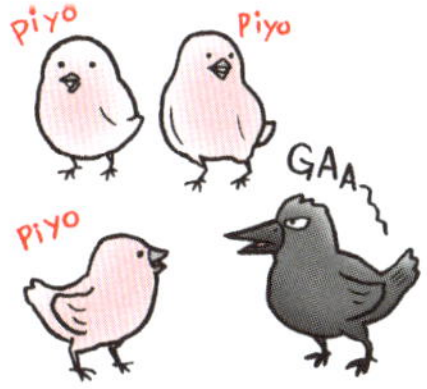

❷ 例外を考える

- 同じ考えが現れるのは、同じ前提を置いているせいでは？
- その考えが当てはまらないケースを考えてみる

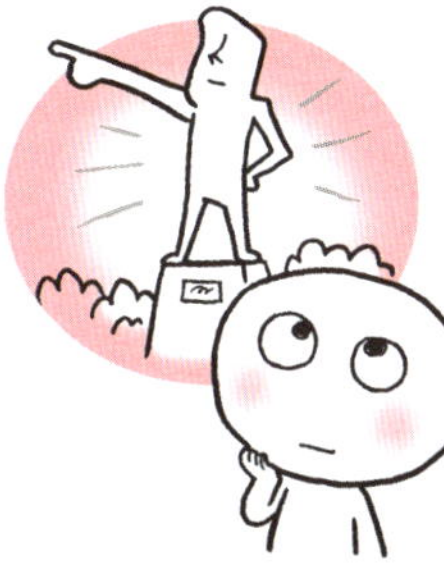

❸ 賢者の目線で考える

- 尊敬する人や歴史上の偉人ならどう考えるか？
- 「雑念そのもの」と「雑念を抱く自分」とを同一視していないか？

休まらないのは「脳内のサル」のせい

ベトナム出身の禅僧で、世界的なマインドフルネス指導者である**ティク・ナット・ハン**は、南フランスに**プラム・ヴィレッジ**というマインドフルネスの研修所をつくりました。そこで行われる研修プログラムには、丸一日を休息のためだけに使う**レイジーデイ**（Lazy Day：怠ける日）が設けられています。何もスケジュールを入れず、各自が歩行瞑想や軽い読書をしたり、家族へ手紙を書いたりすることになっています。

マインドフルネスを集中的に行うためには、やはりある程度、まとまった休暇をとることも効果的です。巻末特典の「**5日間休息プログラム**」もぜひ参考にしてみてください。

一方、週末に「思いっきりダラダラするぞ！」と張り切って休んだはずなのに、翌朝になると、なぜかいまひとつ疲れがとれていない……なんて経験はありませんか？身体を休めていても、肝心の脳を休められていないわけです。こんなとき、せっかくの休暇を無駄にしたようで、とても残念な気持ちになりますよね。

つねに脳内が雑多な考えで満たされているこの残念な状態を、マインドフルネスの世界では**モンキーマインド**と呼びます。サルが頭のなかでキーキーとうるさく騒いでいるイメージですね。このサルたちに静かにしてもらう方法をご紹介しましょう。

認知行動療法としてのマインドフルネス

もともとマインドフルネスは、心理的なストレスの解消法として考案されました。その際に重要な役目を果たしたのが、マサチューセッツ大学メディカルスクール教授の**ジョン・カバット＝ジン**です。

従来の認知行動療法に瞑想を組み合わせた**マインドフルネス・ストレス低減法**（**MBSR**：Mindfulness-based Stress Reduction）という独自の方法を構築した彼は、「マインドフルネスの父」とも呼ばれています。

ちなみに**認知行動療法**とは、**認知（考え方）を変えさせることで心の不調を改善する手法**です。当初は主に行動を修正する治療法（第1世代）としてはじまり、その後、認知のクセを修正する方法へと洗練されていきました（第2世代）。

カバット＝ジンのMBSRは、さらにそこにマインドフルネスを組み合わせているため、**第3世代の認知行動療法**に位置づけられてもいます。先ほどのブリージングスペースの第1ステップ▼69ページにもあったように、マインドフルネス認知療法でも、自分の考え方のクセ（これを**認知の歪《ゆが》み**といいます）を言葉にしたり、紙に書き出したりして、客観視するところからはじめます。

実際、マインドフルネスが持つ認知療法的な効果には目を見張るものがあります。オックスフォード大学のチームが行った画期的研究をご紹介しましょう。[＊01] 論文が掲載されたのは、世界で最も有名な医学ジャーナルである「ランセット」という雑誌です。

長年にわたって投薬治療を受けている重度のうつ病患者さんたちを、無作為に2つのグループに分け、一方にはこれまでどおり投薬治療を継続しつつ、もう一方はクスリの処方をやめて、週2時間のマインドフルネスに切り替えました。これを8週間継続したのち、2年間にわたって各グループのうつ病再発率を追跡調査したところ、なんと**両グループの再発率には明確な差がありませんでした**。

＊01 Kuyken, et al. (2015)

マインドフルネスと投薬の「効き目」は同じ?

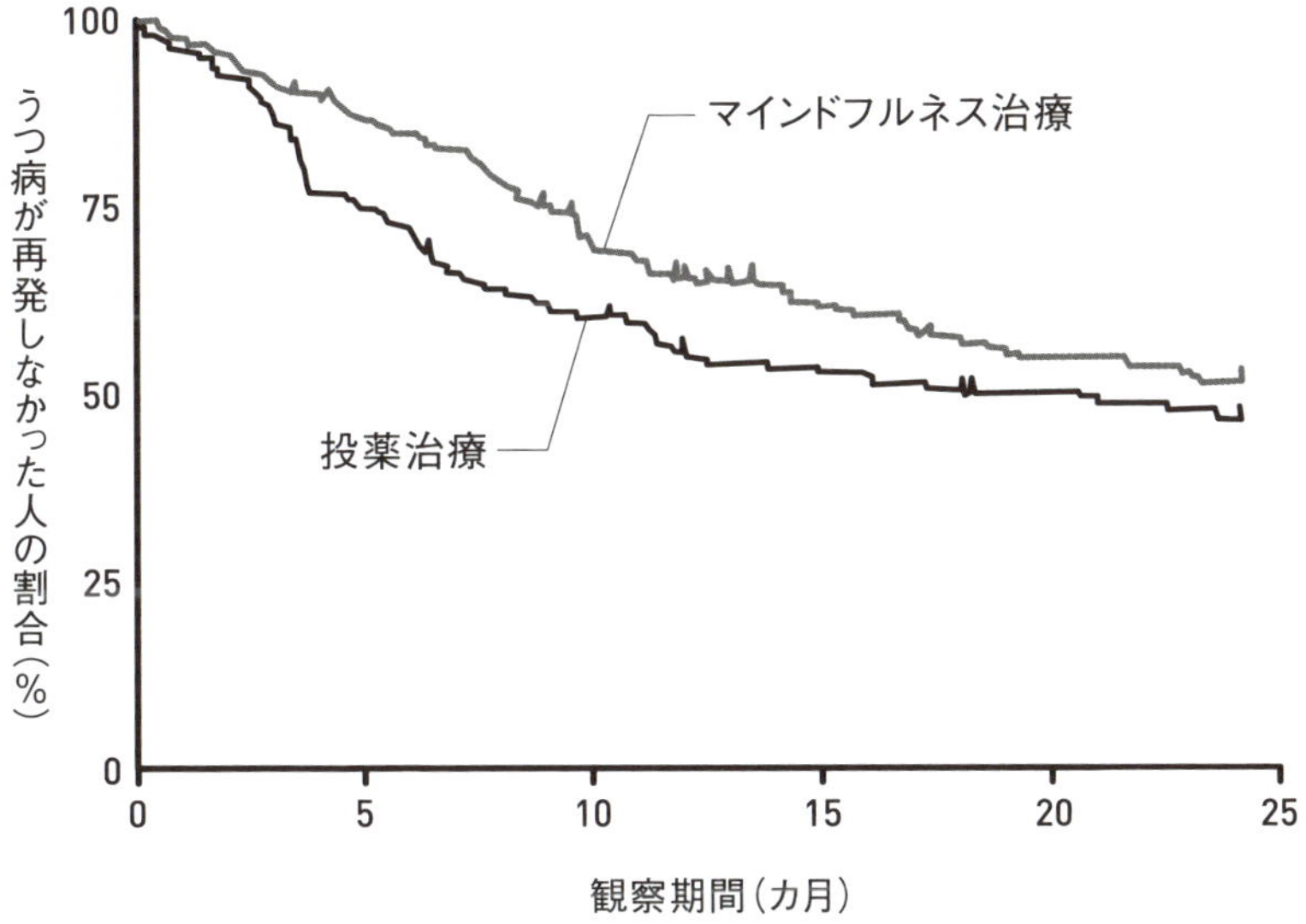

両者には再発率の差がほとんどなかった!

これは驚くべき結果です。重度のうつ病患者に対する投薬をいきなりやめるのは、一定のリスクがある行為です。それにもかかわらず、マインドフルネスが投薬と同等の再発抑制効果を示したとすれば、こんなにすばらしいことはありません。

再発率が同じなのであれば、もはや副作用のあるクスリに頼る理由はなくなってくるでしょう。

■「自分自身」と「自分の考え」を同一視しない

モンキーマインド、つまり、雑念が頭を占拠《せんきょ》している状態を脱するうえでは、この認知行動療法的なアプローチが有効です。モンキーマインドを解消すれば、脳は本来の力をフルに発揮できるようになりますから、集中力や判断力だけでなく、読み書き計算のような処理能力、創造性にもプラスの影響が出てきます。

突然ですが、自分が駅のプラットホームにいるところを想像してみてください。そこに電車がやってきます。キーキーとうるさいサルが乗っている電車です。

電車はしばらく駅に停車していますが、あなたはホームにそのまま留まりましょう。しばらくすると電車は、サルを乗せたまま去っていきます。次から次へと別の電車がやってきても、どの電車にも乗りません。ずっとホームで電車の往来《おうらい》を見ています。

シンプルですが、これだけです。言うまでもなく、サルは「雑念」の比喩《ひゆ》ですね。

ここで大切なのは「サル＝雑念」に対して傍観者《ぼうかんしゃ》であり続けること。

ふだん、私たちはサルを積み込んだ電車がやってくると、なぜかそれに乗り込んでしまい、振り回されることになりがちです。これはつまり、「自分自身もそのサルたちの一員だ」と思ってしまっているからにほかなりません。

しかし本来、**あなた自身はさまざまな考えの容《い》れ物《もの》でしかありません。**駅と電車を同一視するのが馬鹿げているように、あなたとサルとを同じものとして見る必要はないのです。どんな雑念も、一時的に脳を訪ねてくるお客さんでしかなく、本来あなたとは関係がありません。

にもかかわらず、私たちは**「考えている自分」と「考えていること」とを区別する**ことをつい忘れてしまいます。

くよくよと悩んでいるときには、「考え」が悩ましいのではなく、「私自身」が悩ましいのだと思ってしまいます。思考がまとまらずに同じところをループしているときには、自分自身が堂々めぐりしているように感じてしまいます。

「雑念と自分とを**同一視しないこと**（Non-identification）」こそが、モンキーマインドを解消する最善の手段です。実際、いつも心に余裕がある人は、自分と考えとを区別し、うまく距離をとっています。

■「よく顔を出す考え」には名前をつける

これに慣れてくると、誰でも気づくことがあります。

頭のなかのプラットホームには多種多様な電車が発着しているようで、**じつはごくごく限られた種類の電車しか走っていない**という事実です。

サルの電車に乗る必要はない

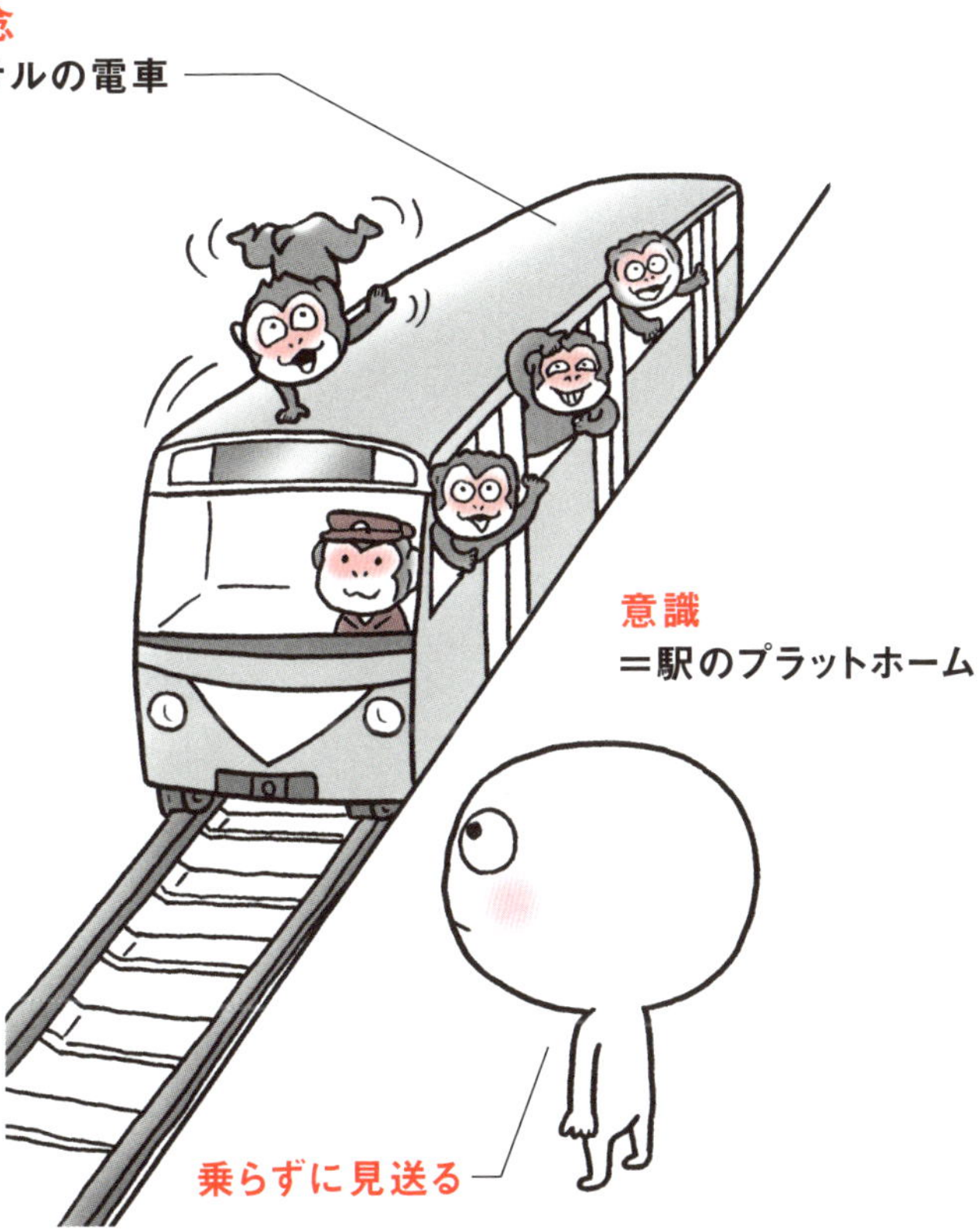
雑念
＝サルの電車
意識
＝駅のプラットホーム
乗らずに見送る

雑念に流される人は、サルと自分を「同一視」している

しかも、悪さをしている電車は、そのなかでもごく一部です。
繰り返し現れる電車に気づいたら、**ラベリング**しましょう。要は「考えに名前をつけることで、認知の歪みに気づく」わけです。やり方はいろいろとありますが、やはりブリージングスペースのときのように、**1つのセンテンス**にまとめてみるのがいいでしょう。ラベリングの効果は絶大です。雑念に流されそうになっても、「ああ、またこの電車か……」と落ち着いて対処できるようになります。

具体的な対処法は76・77ページでも紹介しましたが、そのなかで最も重要かつシンプルなのは、「④善し悪しで判断するのをやめる」でしょう。繰り返し姿を現わす厄介な雑念は、たいてい一定の**偏見**を含んでいます。つまり、**「○○はいい」「○○はダメだ」といった価値判断**が入り込んで、それがスムーズな思考を邪魔しているのです。

マインドフルネスの基本は**ノンジャッジメンタル**だったことを思い出してください。▼45ページ価値判断を取り除くと、その認知にはじつは何も根拠がないかもしれません。そのことに気づくと、うるさいサルの電車は、やがて脳のプラットホームに停車しなくなるでしょう。

Column

老いとマインドフルネス

ヨガや瞑想を継続した人は、年齢を重ねても流動的知性が維持されていたという研究があります。[*01] 流動的知性とは、知識のような固定された知性ではなく、柔軟に思考する知的能力のことです。通常、ある年代を超えると、人間の流動的知性は低下することがわかっていますが、それが瞑想によって食い止められていたというわけです。

瞑想が遺伝子レベルでの老化抑制にも効果を持つというデータもあります。[*02] たとえば、瞑想経験のある人では、長寿遺伝子テロメアの維持に貢献する酵素「テロメラーゼ」の活性が高くなっています。初心者が6日間にわたって瞑想を実践しただけでも、テロメラーゼの活性は高まったといいますから、今日からでもはじめる価値がありそうです。

認知症への効果はどうでしょうか？　認知症の初期段階では、ＤＭＮの主要部位である後帯状皮質の活動が高まるものの、病状が進行するにつれてその活動が低下していきます。また、アルツハイマー病患者の脳を観察すると、脳の疲労物質「アミロイドβタンパク」がＤＭＮの関連部位に集積しています。[*03] ここから考えられるのは、やはり認知症はＤＭＮの酷使や脳疲労の蓄積を反映したものであるという可能性です。

さらなる追試が必要なところではありますが、後帯状皮質の活動を鎮めるマインドフルネスが、認知症の予防に一役買うことは期待できます。実際、瞑想経験者の脳内を観察すると、認知症の原因となるアミロイドβタンパクの組成が改善しています。

「人生１００年時代」と言われるいま、私たちは身体の健康だけでなく、脳の健康も保っていくことが求められます。脳の老化と正しく向き合ううえでも、マインドフルネスは欠かせないものになっていくのかもしれません。

＊01 Gard, et al. (2014)
＊02 Epel, et al. (2016)
＊03 Greicius, et al. (2004)

CD Track 05

「扁桃体ハイジャック」に陥らない脳構造をつくる

脳に過度なストレスがかかると、本能や感情を司る扁桃体が暴走をはじめます。通常は、理性に該当する前頭葉がそれを抑えつけますが、瞑想を続けていると、両者がフラットに均衡する脳構造をつくっていくことができます。怒りを感じたときには、RAINの４ステップで衝動をコントロールしましょう。

POINT

- 怒り以外のさまざまな衝動(クレーヴィング)にも有効
- 目的意識が高い人ほど、心のゆとりがなくなり、衝動に走りやすい

❸ Investigate(検証する)

➡「なぜ怒ったのかな?」

- 怒ったときに身体に何が起きているかを検証する
- 心拍はどう変化しているか?
- 身体のどこが緊張しているか?

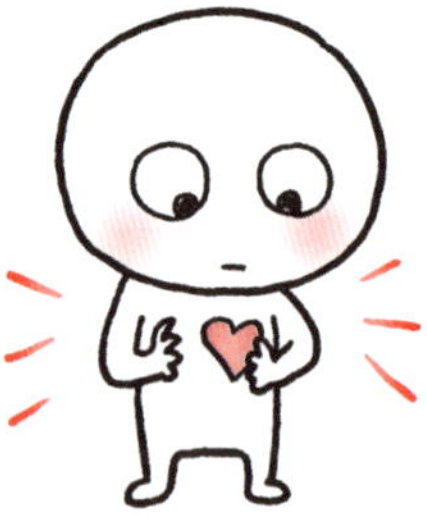

❹ Non-identification(距離をとる)

➡「怒りがおさまるといいなあ」

- 自分の感情を個人的にとらえない
- 怒りを突き離して「他人事」のように考えてみる

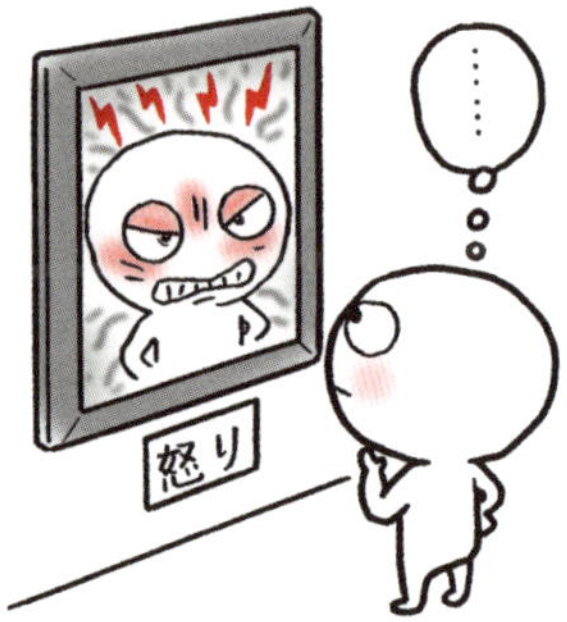

PART 5

怒りや衝動に流されそうなとき

RAIN

ここに効く！

- 怒りの鎮静
- 欲望のコントロール
- 衝動の抑制
- ダイエット
- 禁煙

❶Recognize（認識する）

➡「あ、怒っているな、自分」

- 自分のなかに怒りが起きていることを認識する
- 怒りと怒っている自分を同一視しない

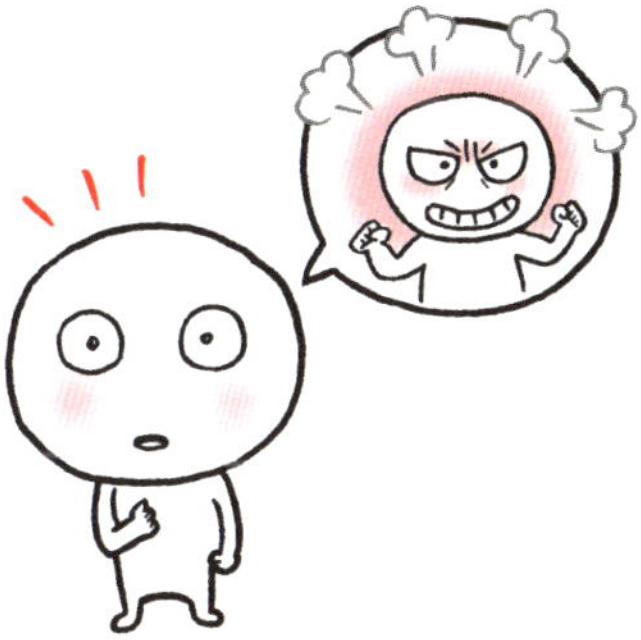

❷Accept（受け入れる）

➡「仕方ない。人間だもの……」

- 怒りが起きているという事実を受け入れる
- その事実に価値評価を加えず、そのまま許す

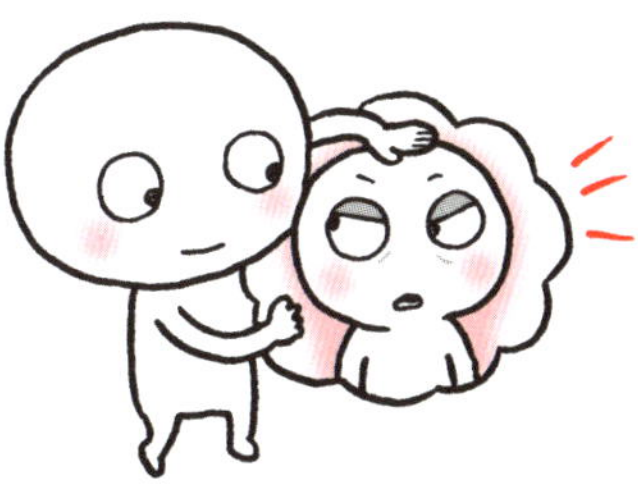

「扁桃体ハイジャック」に対処する4ステップ

「部下のミスについ怒鳴《どな》ってしまった」
「あの人に言われたひと言にカチンときて怒りがとまらない」
「子どもにイライラして、いつも叱《しか》りすぎてしまう」

こんな怒りに悩む人は多いようです。**怒り**は脳科学的に言えば、**脳が自分を守るために発動させる「緊急モード」**。ここでも主役は、以前にも登場した扁桃体です。▼67ページこの原始的な「動物脳」は、外部から過度の刺激を受けると、脳全体を乗っ取って暴走をはじめます。この**扁桃体ハイジャック**こそが怒りの正体なのです。[*01]

扁桃体の暴走時には、アドレナリンが大量に分泌されて思考活動が抑制されるため、前後の見境《みさかい》がなくなることもあります。あとで振り返って「どうしてあんなに怒ってしまったのだろう……」と後悔することになる背景には、こんなメカニズムがあります。

＊01　Goleman (2005)

怒りは瞬間的な感情ですし、いろいろと要因が複雑だったりしますので、精神医療の現場でも治療に苦労します。

「怒りが来たら6秒待ちましょう」などと推《すい》奨《しょう》する**アンガー・マネジメント**が注目されていますが、正直なところ、効果はいまひとつです。

そこでぜひともオススメしたいのが、扁桃体ハイジャックを防ぐ**RAIN**《レイン》です。

自分が怒りを感じているという事実に気づき、それを心ではなく、身体に起こる変化として捉え直す点は、**ブリージングスペース**によく似ています。また、怒りと自分とを同一視せず、距離をとる方法は、モンキーマインド解消法のところでも言及しました。

あまりにも怒りの衝動が強いときには、自分

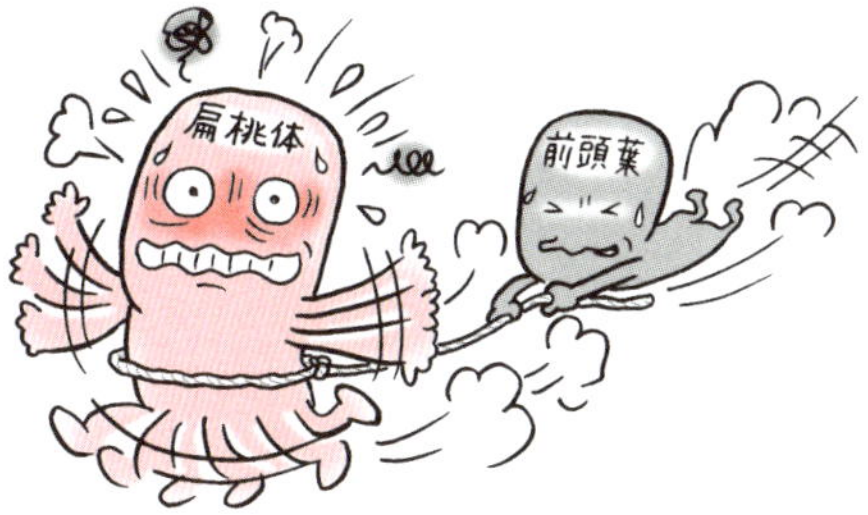
特徴 1
前頭葉が抑えきれないほど
扁桃体が過剰に活動
特徴 2
思考活動が抑制されるので
前後の見境がなくなる
扁桃体
前頭葉

自分の身を守るために発動される
「脳の緊急モード」

扁桃体ハイジャックとは?

の呼吸に注意を向けるのがオススメです。呼吸は意識の錨です。大きなイライラの波がやってきても、呼吸という錨にしっかりつかまっていれば、そう簡単には〝いまここ〟から流されません。

■衝動的な「食べたい」「吸いたい」にも効く

RAINによる扁桃体ハイジャックの解除は、**怒り以外のさまざまな衝動にも応用可能**です。「甘いものがほしい」「お腹いっぱい食べたい」「タバコが吸いたい」「お酒が飲みたい」――そういった衝動的な欲求のことを**クレーヴィング**（Craving）といいますが、私たちがクレーヴィングについ流されてしまうときにも、脳内では同じことが起きています。

ダイエット中なのにおやつを食べたくなったら、まず自分がそれを食べたがっているという事実に目を向けましょう。**「食べたい衝動」を衝動のままにしておかず、注意を向ける対象に変えてしまう**わけです。さらに、その事実を認識したときに、身体にどんな変化が起きているかにも目を向けます。

それだけのことで本当に効果があるのかと信じられないかもしれませんが、さまざまな研究によって、**RAINをはじめとしたマインドフルネスがダイエットや禁煙などに効果的**だということを示す学術的研究は意外とたくさん発表されています。

たとえばブルワーは、**マインドフルネスで禁煙の成功率が通常の2倍にまで高まった例**を紹介しています。[*02] また彼は、マインドフルネスによりクレーヴィングを解消する方法をまとめた書籍『The Craving Mind』（2018年にダイヤモンド社より翻訳が刊行予定）も執筆しました。[*03]

さらには、マインドフルネスによる衝動抑制の知見をベースに、「Craving to Quit」という**禁煙アプリ**も開発しています。

私たちの脳は「わかっちゃいるけどやめられない」ことだらけですが、マインドフルネスを通じたトレーニングによって、動物脳にハイジャックされづらい構造を獲得することができます。ぜひ日頃から、RAINの4ステップを意識し、「**欲望に流されない脳**」をつくっていってください。

＊02 Brewer, et al. (2011b)
＊03 Brewer (2017)

■仕事に真面目な人ほど「怒りやすい」

「そうか、衝動に流されない脳か……。よし、がんばってつくるぞ!」――そんなふうに決意を新たにしている方のために、最後に1つだけヒントをお伝えさせてください。怒りの背景には「真面目さ」と「ゆとりのなさ」があるということです。

たとえば「あなたはいま山登りをしています」と言われたとき、頭のなかにはどんな風景が浮かびますか? 「山の頂上を見上げている映像」だという人は、つねに何かを成し遂げることにとらわれていませんか? そういう真面目(**タスク・オリエンティッド**)な人ほど、瞬間的な怒りに流されやすかったりするものです。つい頂上ばかりを見てしまう人は、登る途中の景色にも目を向けてみましょう。

牧師志望の学生たちを2つのグループに分けた実験があります。[*04] 一方には「この時間までに次のクラスの教室に行きなさい」と伝え、もう一方には時刻を指定せず教室だけを教えます。ここで、彼らが次のクラスに移動する途中で、「困っている人」に

＊04 Darley, et al. (1973)

遭遇《そうぐう》するというハプニングを仕掛けました。

その結果を見てみると、なんと時刻を指定されたグループのほうが、人助けをしない確率が高くなったというのです。**牧師を目指す人ですら、特定のタスクが意識を占めると、つい自らの職業の本質（＝人を助けること）を忘れてしまう**というわけです。

マインドフルネスをはじめるとき、自分自身に問いかけてみてください。雑念や衝動を遠ざけることに夢中になっていませんか？　マインドフルネスは「こなすべきタスク」などではありません。

交差点で赤信号につかまったら、ゆとりを取り戻すチャンスです。腕時計やスマートフォンではなく、空を見上げてみてください。

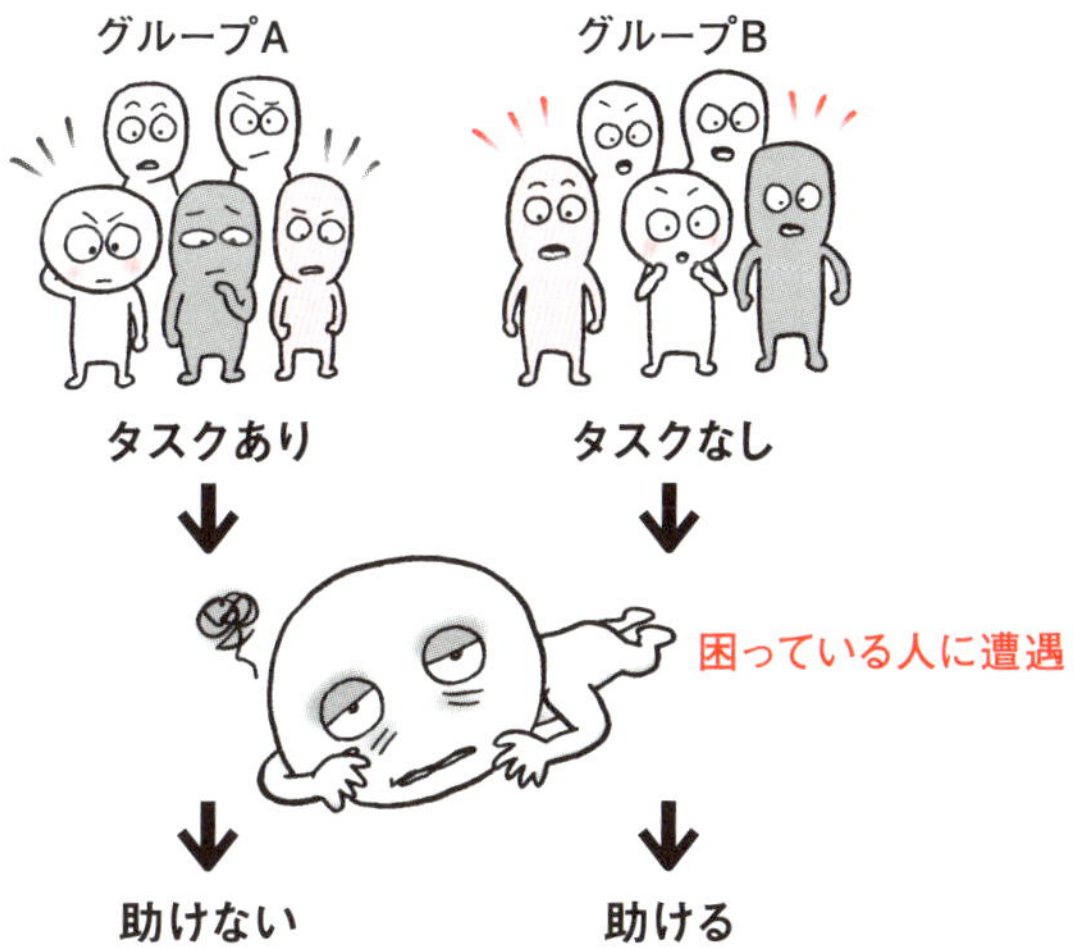

タスク意識が「やさしさ」を失わせる

Column

子育てに効くマインドフルネス

「ウチの子は落ち着きがなくて……」「宿題をやっていてもじっくり机に向かえない……」――わが子の集中力に悩みを持つ方にも、マインドフルネスはさまざまな恩恵をもたらしてくれます。

マインドフルネスを教育に組み込む動きは非常に盛んで、ニューヨーク市では8000校近くがマインドフルネスのプログラムを実践したという話もあります。子を持つ親のためにマインドフルネスを浸透させるトレーニングプログラムもありますし、『教師のためのマインドフルネス』というような本も出版されています。*01

実際、マインドフルネスにより子どもの成績が上昇したという研究報告もあります。*02 カナダのブリティッシュ・コロンビア州の公立校で、9歳前後の生徒99人を対象にした研究では、マインドフルネスのプログラムを受けた生徒グループと受けなかった生徒グループとで比較対照実験を行いました。両グループの算数の成績を比較したところ、なんと前者のほうが「15%高いスコア」を示していたといいます。

この生徒たちは、毎日3分×3回の瞑想のほか、食事やエクササイズなどにもマインドフルネスを組み込んだプログラムを4カ月にわたって実践したそうですが、ここで強調しておきたいのが、マインドフルネスの効果は集中力のアップだけではないということです。

この研究では、算数テストのスコアや注意力だけでなく、行動評価、唾液内のコルチゾール値（ストレスホルモン）、幸福度、同級生による評価など、あらゆる角度からマインドフルネスの効果を見ています。

その結果、マインドフルネスを実施した生徒たちのほうが、社交的な行動特性が24%高く見られ、攻撃性が24%低くなっていました。認知コントロール力、感情コントロール力、プラス思考、思いやり、ストレスレベルなど、すべてにおいて対照群の生徒たちよりも優れた数値が出ていたというから驚きです。

学力だけでなく、わが子のあらゆるポテンシャルを総合的に引き上げてくれる可能性があるとなれば、子どものいる人にはかなり魅力的なのではないでしょうか。

また、マインドフルネスによりティーンエイジャーの行動が改善し、親子の関係性や親の自信にもポジティブな影響をもたらしたという報告もあります。たった3分間を毎日続けるだけで、親も子どももメタ認知（客観視）の力が上がり、親子の意見の食い違いなどがぐっと減ります。思春期の子どもの態度に悩む方にも手がかりになるかもしれません。[*03]

一方、たとえ3分程度であっても、子どもに瞑想をさせるのは至難のわざだと感じる方も多いかもしれません。あまりタスク・オリエンティッドにならないような配慮は必要ですが、10歳以上のお子さんであれば、「試験のケアレスミスを減らそう」「暗記力を高めよう」など、わかりやすいゴールを設定すると、納得してもらいやすいでしょう。

また、マインドフルネスを実践している人を例にあげてみるのもいいでしょう。サッカーの本田圭佑選手、アップルのスティーブ・ジョブズ、女優のエマ・ワトソンなど、憧れの有名人を引き合いに出すと、子どもにも自主的に取り組む態度が生まれやすくなります。

注意点は、瞑想を妨げない環境を選ぶこと。ゲームやテレビなど、子どもの注意を逸《そ》らすものが周囲にある場所は避けましょう。また、料理や洗濯など、家事の音が聞こえないところがベターです。

誘惑の多い部屋や気が散る場所でマインドフルネスを続けていると、子どもはこれを「修行」のように苦痛なものだと捉えるようになってしまいます。マインドフルネスの心地よさやリラックス効果を子ども自身が実感できる環境づくりも大切です。

＊01 Jennings (2015)
＊02 Schonert-Reichl, et al. (2015)
＊03 Bögels, et al. (2008)

CD Track 06

身体の疲れ・痛みを脳からリフレッシュする

脳の状態は、自律神経やホルモンを介して身体に反映されます。脳の疲労蓄積がひどくなると、身体の一部にほてりや疲労感が生まれ、ひどいときには局所的な痛みが発生します。マインドフルネスは、短期的な痛みの抑制だけでなく、痛みに対処できる脳構造をつくるうえでも効果的です。

POINT

- 肩こりや全身のだるさなどにも効果が見込める
- 「身体の感覚がどう変化しているか」にも注意すること

③左足に息を吹き込む

- 以下のように左足つま先を「スキャン」する
- 吸うとき：息が鼻から入り、身体を通って左足つま先に吹き込まれる
- 吐くとき：左足つま先にある空気が、身体を通って鼻から出ていく

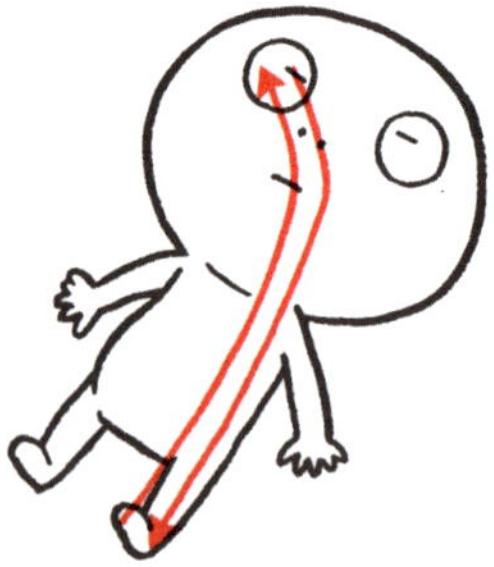

④同様のプロセスを全身で

- 左の足先から左脚全体のスキャンが終わったら、右脚、左右の腕、腹部や頭などでも同様に
- 痛みがある部分を観察し（痛みの強さ・性質の「ゆらぎ」に気づく）、その部分を同様にスキャンする

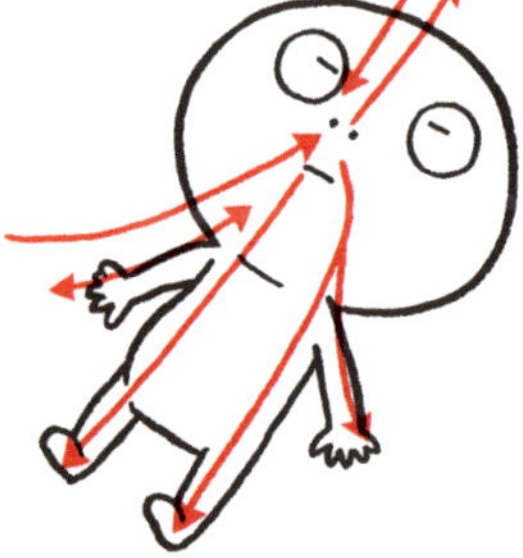

PART 6

身体に違和感・痛みがあるとき

ボディスキャン

ここに効く！

- ストレス性の痛み
- 皮膚疾患
- ホットフラッシュ
- 自律神経の調整

①横たわって、呼吸に注意を向ける

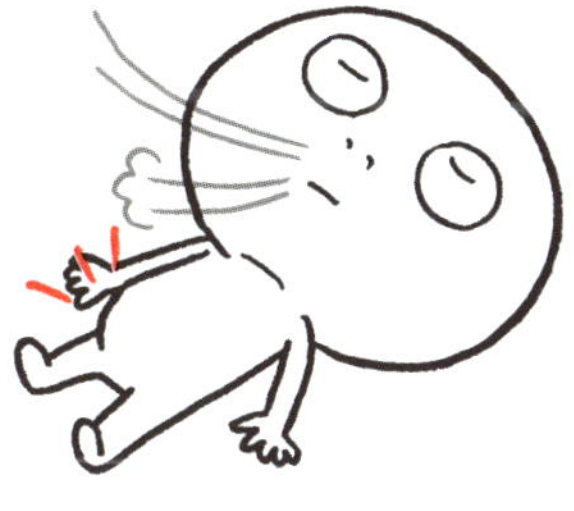

・イスに座りながらやってもOK
・呼吸に伴ってお腹が上下する感覚なども意識

②左足のつま先に注意を向ける

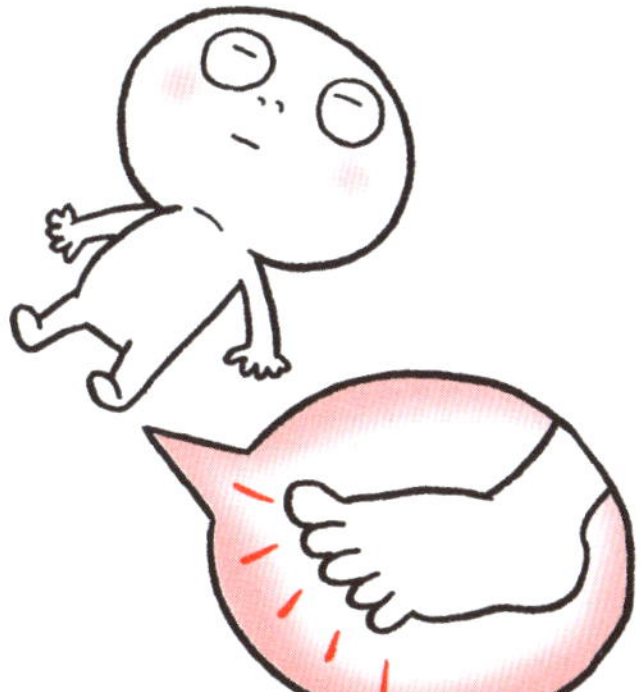

・足裏が靴や靴下に触れる感覚は？
・足の指が隣の指と触れ合う感覚は？

■何が「回復力のある脳」をつくるのか？

レジリエンスという言葉をご存じですか？　もともとは変形した物質が元に戻ろうとする「復元力」を指す物理学の用語でしたが、**ポジティブ心理学**では、**心にかかったストレスに対処する力**を意味しています。

レジリエンスの低い心は、一定の負荷がかかると〝折れて〟しまいます。レジリエンスとは心の平静を保つ能力であり、その意味では**脳の休息の基礎**でもあります。

戦場で大量の人の死や爆撃、破壊行為を経験した軍人は、退役後にさまざまなトラウマで苦しむことが知られていますが、同じ経験をしながらも、そのストレスから立ち直れる人とそうでない人がいます。

その違いはいったいどこにあるのか？　イェール大学最寄りの退役軍人病院内に設置された**国立PTSDセンター・臨床脳科学部門**が中心になって研究を進めてきました。彼らの報告によれば、レジリエンスを高める要素には、主に左表の4つがあります。

＊01　Sharot, et al. (2007) and Drevets, et al. (1997)
＊02　Ozbay, et al. (2007)
＊03　Kaufman, et al. (2004)
＊04　Charney (2006)

注目すべきは**ソーシャル・サポート**（他人とのつながり）です。これがある人の脳では、ストレスホルモンを生み出す視床下部《ししょうかぶ》−下垂体《かすいたい》−副腎系《ふくじんけい》の活動が抑制されていました。[*02]

また、うつ病になりやすい遺伝子型を持つ子どもが虐待を受けたとしても、人との安定したつながりがあれば、うつ病の発症リスクが低下します。[*03] つまり、**ソーシャル・サポートという環境要因が、遺伝子の発現にまで影響を与えているる**と推測されるわけです。

レジリエンス研究を主導した元イェール大学の**デニス・チャーニー**も、ベトナムで捕虜《ほりょ》となりながら生き延びた軍人たちは、独房の壁越しにタップコード（壁を叩くパターンの暗号）で士気を支え合っていたというエピソードを伝えています。[*04]

レジリエンスを高める4つの要素

要素1　楽観性

楽観的な人の脳では前帯状皮質（うつ病患者などで問題が見られる部位）の活動が変化[*01]

要素2　思考の柔軟性

苦難を成長のチャンスとして捉える

要素3　ソーシャル・サポート

他人との持続的かつ広範なつながりや、似た境遇にある人との支え合いなど

要素4　倫理基準や信念

スピリチュアリティや信仰心を含む

脳科学的に「立ち直りやすい人」の特徴

マインドフルネスは、レジリエンスを強化するうえでも有効です。ニューヨークにあるマウントサイナイ医科大学のグループによる一連の研究をご紹介しましょう。*05

まず、攻撃性のあるマウスと一定期間にわたって同じケージに入れられて（ただし身体的接触はない）、ストレスで打ちのめされてしまっているマウスのグループを用意します。彼らを観察していると、しばらく経ったあとで再び攻撃的マウスに自ら接触できる個体と、怖がって二度と近づこうとしない個体がいることがわかりました。

前者の「レジリエンスのあるマウス」の脳内では何が起きているのでしょうか？

一般に、強いストレスがかかると、報酬を得たときに働く脳部位（腹側《ふくそく》被《ひ》蓋野《がいや》）のドーパミン系が活性化することがわかっていますが、レジリエンスのあるマウスの脳内では、腹側被蓋野と内側前頭前野との連結が強化され、**脳内のバランスを取り戻そうとする機構が働いていました。**

＊05　Krishnan, et al. (2007), Chaudhury, et al. (2013) and Friedman, et al. (2014)

レジリエンスの脳科学的メカニズム

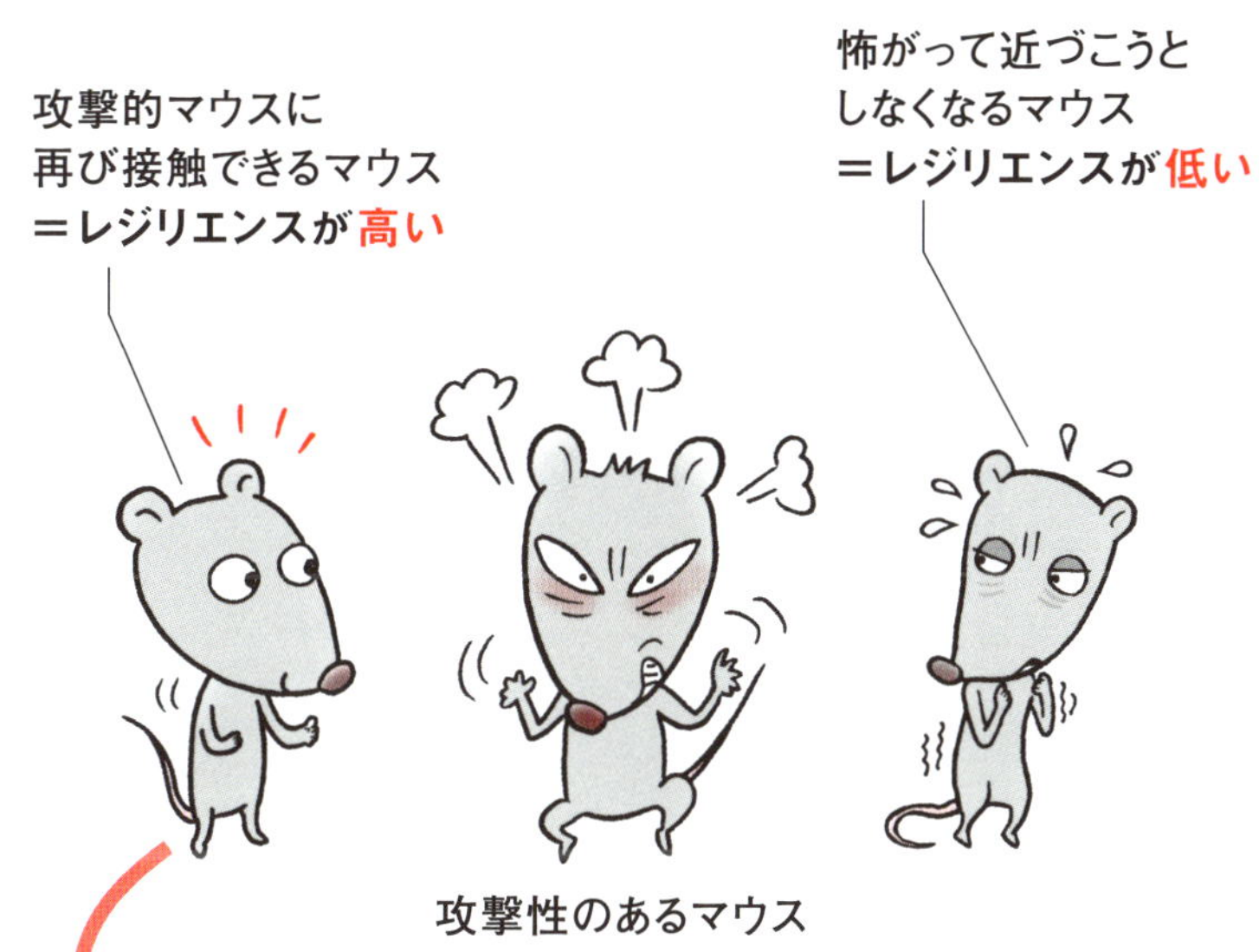

脳内では…

腹側被蓋野と内側前頭前野の連結が強化
＝
マインドフルネスと類似したストレス低減効果

マインドフルネスには
「心のしなやかさ」を高める効果も期待できる

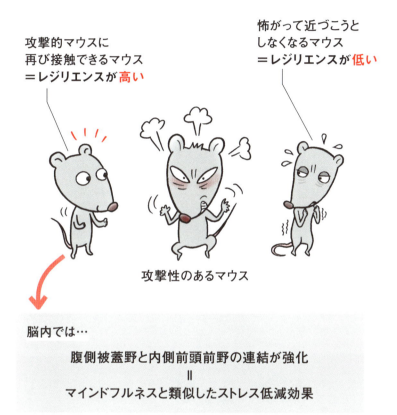

内側前頭前野はＤＭＮを司る主要部位の１つであり、マインドフルネスが作用する場所でもあります。[*06] つまり、**レジリエンスのあるマウスの脳内で起きていることは、マインドフルネスによるストレス低減効果と相通じるメカニズムを持っているので**す。

■ピンチでも慌てないための「エクアニミティ」とは？

そこで、苦境《くきょう》に負けない脳をつくり、心のしなやかさを高めてくれる**エクアニミティ**（Equanimity: 平静）というマインドフルネスをご紹介しましょう。２ステップでできる簡単な方法です。左図をご覧ください。

これは、目の前のピンチを恐れて警報を鳴らしている扁桃体を鎮静化し、その下に続く視床下部－下垂体－副腎系を鎮めてくれるマインドフルネスです。また、副交感神経を優位にすることで、ストレスへの抵抗性と心のバランスをつくりだします。

もしこれを何度か試みて心の平静状態が訪れなかったとしても、決して自分を責め

＊06 Tang, et al. (2015)

エクアニミティの2ステップ

ステップ1 **10分ほどマインドフルネス呼吸法をする**

目の前の苦境や気がかりなことが頭に浮かんだら、
焦らず呼吸に意識を戻す

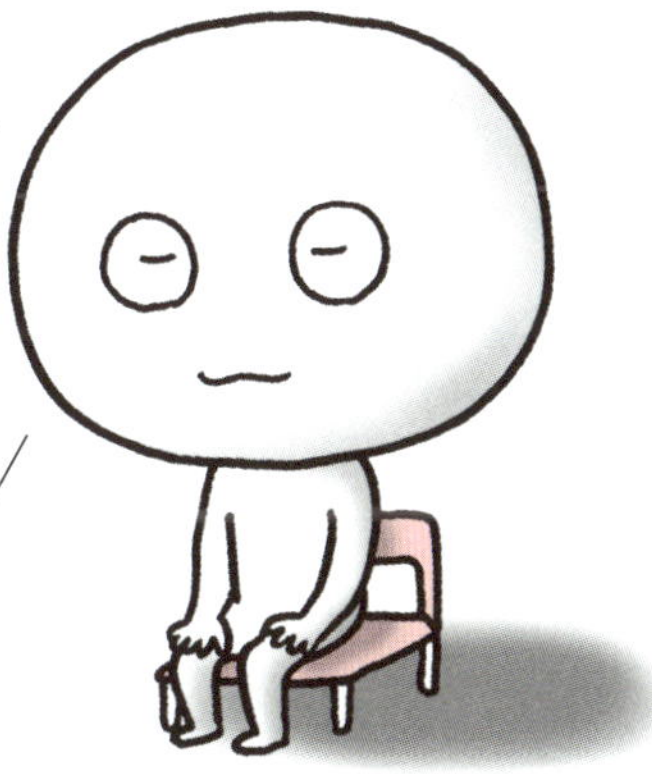

ステップ2 **不安の対象を思い浮かべ、心のなかでフレーズを繰り返す**

「(世の中はそういうものだ)」
「(どんなこともありのまま受け入れられますように)」

ないでください。苦境が大きければ、心が揺れ動くのは仕方のないこと。**自分が不安を感じているという事実を受け入れる**ようにしましょう。

走り続けられる人は「ゴール」を見つめすぎない

苦境をどう乗り越えるかは各自の問題ですが、1つだけ言えることがあります。それは、**ほとんどの苦難は、将来への不安で水増しされている**ということです。たいていの場合、目の前にあるトラブルそれ自体は、大したものではありません。

心のレジリエンスを超えるような大きな負荷は、〝いまここ〟にはないところ、つまりは、**未来から前借りしたもの**です。裏を返せば、いまに目を向けることこそが、心の復元力を高める最もシンプルな方法なのです。

たとえば、トライアスロンのアイアンマン・ディスタンスという規格のレースでは、水泳・自転車・マラソンを合わせて約226㎞を走破《そうは》しなければなりません。私も個人的にトライアスロンを継続するなかで実感していますが、苛酷《かこく》な競技に臨《のぞ》むアスリートのメンタリティには、レジリエンスの本質に通じる部分があります。あまりに長く苦しい道のりの途上で疲れ果てないために、何より重要なのは、**目前の一歩にフォーカスする力**です。[*07] 遠い遠いゴールではなく、〝いまここ〟に目を向けなければなりません。

勝負するからには負けたくない——その気持ちはとても自然ですが、**競争心ほど私たちの脳を疲弊《ひへい》させるものはありません**。

勝負の行く末に気を取られずに、〝いまここ〟だけに集中させてくれるマインドフルネスは、**走り続けながら休むこと**が求められる現代人にはうってつけの方法なのだと思います。

■瞑想が「痛み」に効く脳内プロセス

一方、心のしなやかさを保つことは大切ですが、それを上回る負荷がかかり続けた場合、それは身体の不調として現れてきます。

＊07 Van Dusen (2008)

マインドフルネスは脳を変化させることで、自律神経やホルモンの働きを変え、さまざまな身体の症状に対しても効果を発揮します。

カバット＝ジンの報告によれば、**MBSR**（マインドフルネス・ストレス低減法）には、**乾癬**《かんせん》（皮膚疾患）、**ホットフラッシュ**（ほてり・のぼせを伴う更年期の症状）、**線維筋痛症**（痛みや疲れを伴う疾患）など、さまざまな身体の問題に対して有効性が見られました。[*08]

また、なんと5日間の瞑想トレーニングをやっただけで、**副交感神経の活動が高まった**（＝身体を落ち着かせる効果が見られた）というデータもあります。[*09]

さらに、マインドフルネスには**痛みを和らげる効果**もあります。

瞑想をすると、痛みのコントロールに関わる前帯状皮質の活動が増し、身体の感覚を司る感覚野の活動が低下します。これが瞑想が痛みを緩和する短期的なメカニズムだと考えられますが、興味深いのは、**ベテラン瞑想者ではそれと正反対のメカニズムが見られる**ということです。[*10]

＊08　Kabat-Zinn, et al. (1998)
＊09　Tang, et al. (2009)
＊10　Tang, et al. (2015)

つまり、マインドフルネスの長期経験者の脳では、前頭葉の活動が低下し、感覚野の活動がむしろ高まります。ここから推測されるのは、痛みを前頭葉で無理に抑えつけるのではなく、脳が痛みを受け入れながら対処しているという可能性です。これは以前にも触れた前頭葉と扁桃体との調和状態に通じるメカニズムですね。▼68ページ

身体の痛みや違和感にも有効な**ボディスキャン**については、98・99ページをご覧ください。痛みだけでなく、こりやだるさのような疲労感にも効果が見込めます。

ボディスキャンでも、やはりコツは**ノンジャッジメンタル**です。身体の各部分に穏やかな好奇心を向けて、痛みにどんな波があるのかなどにも注意してみましょう。痛みを客観的に見つめることで、**「痛み」と「自分」とを同一視しなくなること**が第一歩です。

Column

よく眠るためのマインドフルネス

睡眠が持つ脳の休息効果は計り知れません。マインドフルネスを除けば、やはり睡眠こそが最も重要な休息だということに、異論の余地はまずないでしょう。

睡眠は脳のバスタイムです。睡眠時のマウスの脳内を観察すると、脳脊髄液《のうせきずいえき》という洗浄液がより多く取り込まれています。この洗浄液がアミロイドβタンパクという脳の疲労物質を洗い流してくれることで、脳は休息効果を得ているわけです。*01

一方で睡眠には、自分でコントロールがしづらいという難点もあります。せっかく長時間眠ったとしても、雑念回路であるDMNがフル稼働したままでは脳は十分に休めません。眠る前にその日あったことを振り返る人は多いと思いますが、そのまま眠ってしまうと、睡眠の質は下がりやすくなります。

そこでオススメなのが、睡眠前のマインドフルネスです。実際、マインドフルネスの学術的研究では、睡眠改善の効果が報告されています。*02

眠りに就く前に5分でも10分でもいいので、マインドフルネス呼吸法をやってみましょう。ベッドに横たわった姿勢でもいいですし、そのまま眠ってもかまいません。

夜中に目が覚めたときにも有効です。マインドフルネスは、睡眠を促す副交感神経を優位にすることがわかっていますので、仕事や人間関係のストレスのせいで目が覚めたのであれば、なおさらオススメです。

マインドフルネスをはじめたばかりの人からは、「途中で急に眠くなった」という感想をよくいただきますが、これは副交感神経が優位になるからです。ただ、マインドフルネスを継続していると、リラックスと覚醒状態が共存するようになり、途中で眠ってしまうことは減っていきますのでご安心ください。

参考までに、アメリカの国立医学図書館がウェブで発表している「よい睡眠のための心得」を左に掲載しておきました。*03 マインドフルネスと組み合わせながら「最高の睡眠」を実現してみてください。

よい睡眠のための心得

- 就寝・起床の時間を一定にする（⇐体内時計リズムを脳に覚え込ませる）
- カフェインなど刺激物を控える（⇐交感神経が高まると寝つけない）
- 悩みごとを書き出してから床に就く（⇐悩みは脳を休ませない）
- 朝起きたら日光を浴びる（⇐睡眠・覚醒のリズムができやすくなる）
- 適度な運動をする（⇐適度な疲労は睡眠の助けになる）
- 長時間の昼寝は避ける（⇐夜に睡眠欲求が減る。リズムが狂う）
- 寝る直前の食事は控える（⇐食べ物の消化活動は眠りを妨げる）
- ベッドでテレビやスマホを見ない（⇐脳が寝る場所でないと勘違いする）
- 一度目が覚めたらベッドを出る（⇐ベッドは眠る場所と脳に覚え込ませる）
- 就寝のための自分なりの儀式を持つ（⇐脳は習慣が大好き）
- 寝室をリラックスできる環境にする（⇐副交感神経優位で睡眠を促進）

＊01 Xie, et al. (2013)
＊02 Black, et al. (2015)
＊03 U.S. National Library of Medicine (2014)

CD Track 07

脳の疲れを解消する「前向きな感情」を育てる

誰にでも「どうしても好きになれない人」がいます。実際、ストレスの大半は人間関係のなかから生まれます。嫌悪・妬み・怒りといったネガティブな感情を減らし、他人に対する愛情・慈しみを内面に育てる方法で、脳に疲れが溜まりづらい状態をつくっていきましょう。

POINT

- UCLAでもメッタ・プログラムは導入済み
- メッタは脳疲労の原因(DMNの過剰活動)を抑える

③心のなかでフレーズを唱える

- 「あなたがさまざまな危険から安全でありますように」
- 「あなたが幸せで心安らかでありますように」
- 「あなたが健康でありますように」

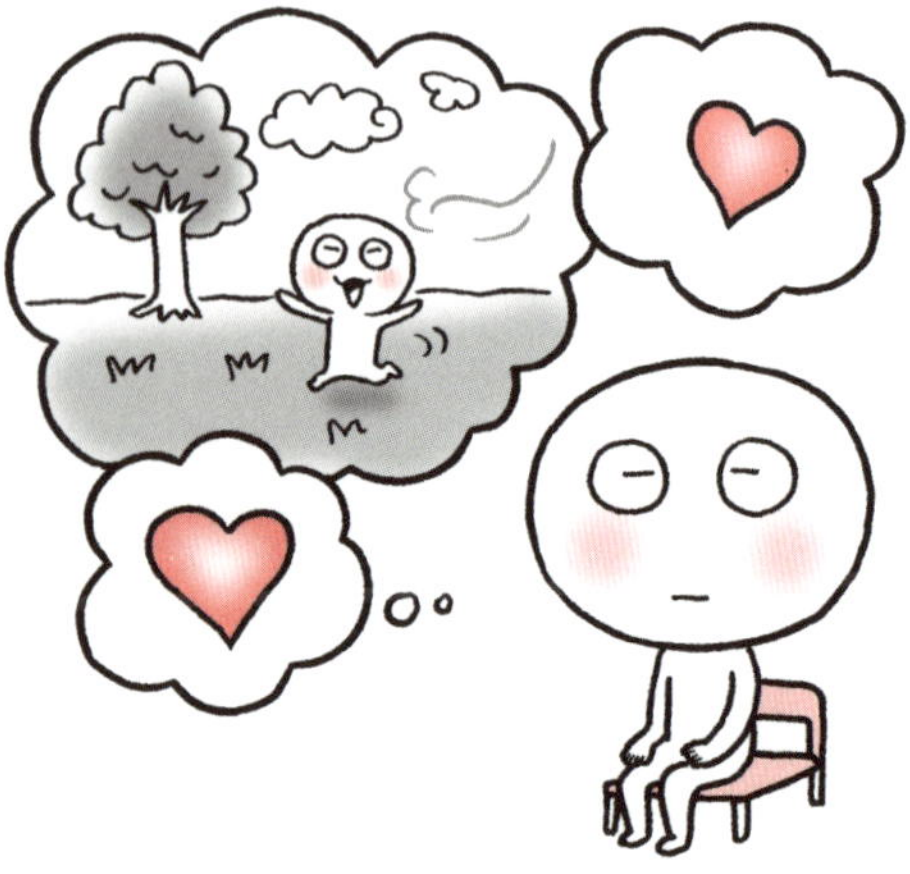

PART
7

他人へのマイナス感情があるとき

メッタ

ここに効く！

- 他人へのマイナス感情の抑制
- ポジティブな感情の育成

①マインドフルな意識状態をつくる

- 通常のマインドフルネス呼吸法を10分続ける
- ネガティブな感情から「いまここ」に注意を向け直す

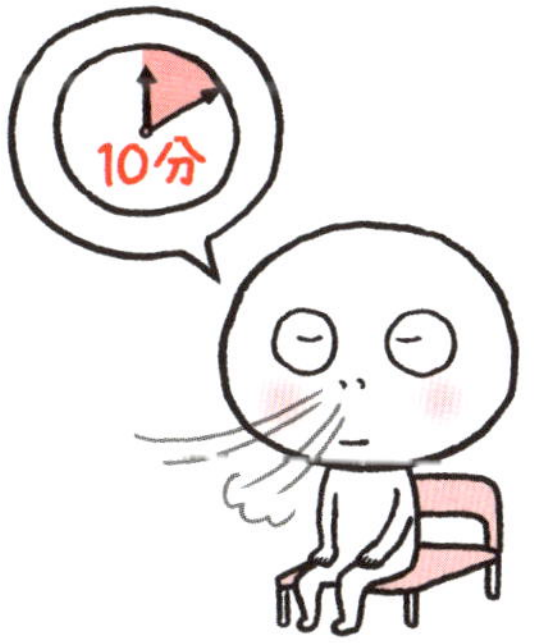

②その人のことを思い浮かべる

- ストレスの原因になっている人をイメージする
- 心身の変化に注意を向ける（身体の緊張、心の動き方など）

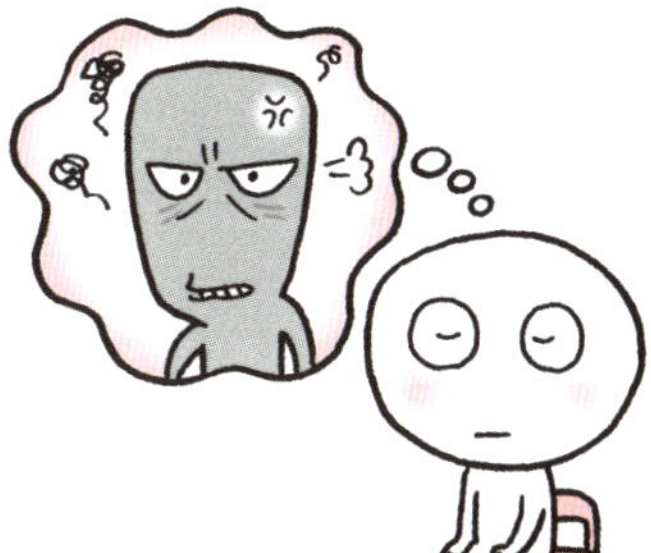

■マインドフルネスは「やさしくなる技術」である

アメリカのプロバスケットボールリーグNBAの名監督**フィル・ジャクソン**は、マイケル・ジョーダンを擁《よう》するシカゴ・ブルズ、コービー・ブライアントのロサンゼルス・レイカーズを何度もタイトルに導いたことで知られています。

バスケットボールは、プレーヤーが自己中心的なプレーに走りすぎると勝てないスポーツです。ジョーダンやブライアントのような飛び抜けた能力を持つスター選手たちを束《たば》ね、チームの力を高めていくのは並大抵のことではなかったでしょう。

マインドフルネスには、チームや組織の力を高める効果があります。フィル・ジャクソン監督も禅マスターとして知られていますし、多くの一流企業がマインドフルネスを取り入れている理由の1つもここにあるのでしょう。

チームや組織を動かしていくうえでは、個人の自我が邪魔になることがあります。マインドフルネスはそうした「自分が、自分が」という独りよがりな意識を抑えて、**セルフレスネス**（Selflessness: 滅私《めっし》）の精神を育《はぐく》むのです。

脳科学的に見ても、これはさほど突飛《とっぴ》な発想ではありません。すでに見たとおり、マインドフルネスは自我ないし自意識を司る後帯状皮質の活性を低下させます。*01 瞑想を継続していけば、**エゴが暴走しない脳、より高度なチームワークを生み出せる脳**がつくられていっても、まったく不思議ではないのです。

マインドフルネスは休息法だというお話をしてきました。これは言い換えれば、マインドフルネスは**自分にやさしくなる技術**だということです。私たちの脳は未来と過去から来る雑念に振り回されながら、得体の知れないルールや価値観に縛られています。〝いまここ〟に注意を向けるとは、そうした呪縛からあなたを解放し、**適度に自分に甘くなるためのテクニック**なのです。

そして、このやさしさは、他人にも及びます。ゆとりのなさによって人助けをしなくなる牧師志望の学生たちの実験の話をしましたが、▼94ページ マインドフルネスによってゆとりを取り戻した脳は、人にやさしくすることを思い出します。

したがって、マインドフルネスの休息法は、**あなた個人だけでなく、あなたのパートナー、子どもや両親、友人や同僚、さらには社会全体をも癒やす力を秘めている**のです。

＊01 Brewer, et al. (2011a)

あなた自身だけでなく、あなたの家族も疲れていませんか？
あなたの同僚や同級生、職場や学校はどうでしょうか？
日本という国も、ひょっとしたらずいぶん疲れているのかもしれません。

マインドフルネスの究極形態は**社会貢献**です。アメリカではこれを政治・外交に適用する動きもあり、合衆国議会内でマインドフルネスが行われたこともあります。＊02

■「他人への嫌悪」が脳をいちばん疲れさせる

どうしても嫌いな人、好きになれない人はいますか？　そこまでいかないにしても、なんとなく相性が合わない人は誰にでもいると思います。家族やパートナーのように、近しい関係にある人とぶつかることもあるでしょう。

ストレスの大半は過去と未来から来ますが、そこで最も大きなウエイトを占めるのは、人間関係から生まれるマイナス感情です。その意味では、**他人に対するネガティブ**

＊02　Plum Village (2003)
＊03　Brewer, et al. (2013)

な思いから解放されることこそが、真の休息へのいちばんの近道だと言えるでしょう。

そこで有効なのが112・113ページで解説した**メッタ**です。これは、愛情、慈《いつく》しみ、やさしさ、共感、寛容、感謝など、他人に対するポジティブな感情を育てるマインドフルネスです。

これまでご紹介してきた方法のなかでも、最も心理的抵抗を覚える人が多いのが、このメッタではないでしょうか。この方法は一見、どちらかというと宗教的な祈りに似ています。

しかし、**メッタに関する脳科学的な裏づけは進んでおり、これが後帯状皮質の活動をリアルタイムに低下させることが解明されています**[*03]。

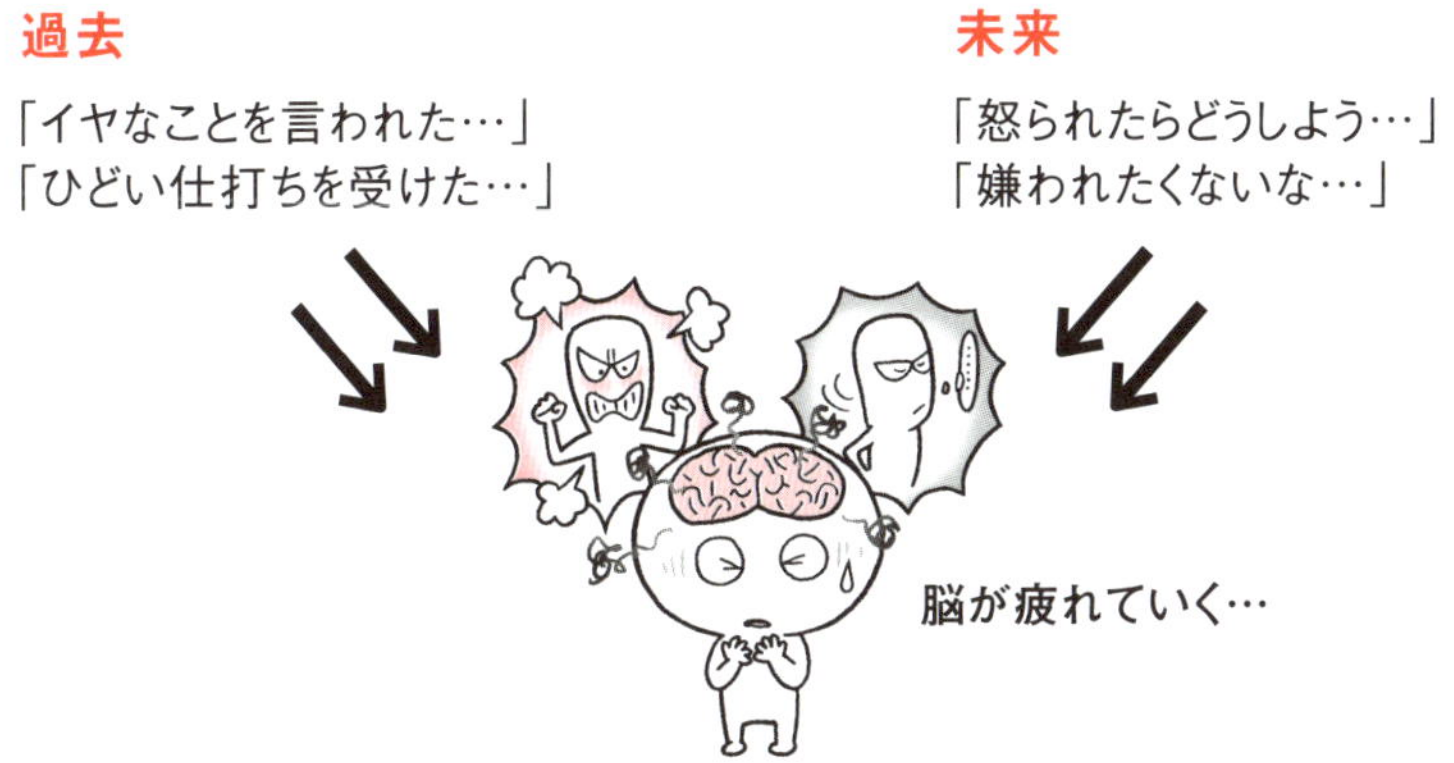
過去
「イヤなことを言われた…」
「ひどい仕打ちを受けた…」
未来
「怒られたらどうしよう…」
「嫌われたくないな…」
脳が疲れていく…

「他人へのポジティブな感情」を育てることが、
脳疲労を解消する最短ルート

人間関係こそが「脳の疲れ」の最大の原因!?

私は以前、カリフォルニア大学にあるマインドフルネス研究拠点のプログラムに参加しましたが、そこでもメッタには重要な位置づけが与えられていました。脳に可塑性がある以上、メッタを継続すれば脳に変化があるのはきわめて自然なことです。

ポジティブな感情は、**対人関係、チームワーク、リーダーシップ、教育、スポーツ、政治、外交**など、さまざまな場面でプラスに働くことがわかっています。そして何より、妬《ねた》み、怒り、絶望のようなネガティブな感情を打ち消し、不眠やストレスを改善してくれます。もうこれ以上、マイナス感情に振り回されたくないという人は、毎日のマインドフルネス呼吸法のあとにメッタを取り入れてみてください。

■「マインドフルに生きる」ということ

さて、いよいよ本書も終わりに近づいてきました。

ここで、ジュディ・ブラウンという作家が書いた「火」という詩[＊04]のさわりの部分だけをご紹介させてください。

＊04 Brown (2007)

火

火が燃えるとき
薪のあいだには空間がある
呼吸する空間がある

うれしいことも
火を焚く木々も
あまりにぎっしり詰めたなら
炎は消えてしまうだろう
たっぷり水を
かけたみたいに

（以下省略）

Fire

What makes a fire burn
is space between the logs,
a breathing space.

Too much of a good thing,
too many logs
packed in too tight
can douse the flames
almost as surely
as a pail of water would.

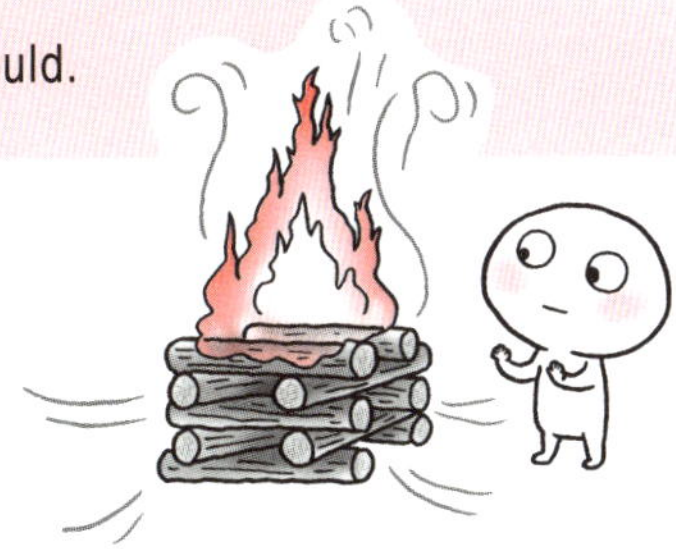

マインドフルネスそれ自体はとてもシンプルな方法ですが、究極的には個人の人生そのもの、場合によっては、企業や国家を変える力を秘めています。

いま、多くの人が気づきはじめているとおり、組織や個人が成長していくのに必要なのは、努力やがんばりだけではありません。薪《たきぎ》を燃やし続けるためには、薪のあいだの**空間**（Space）が欠かせないのです。その空間こそが休息です。

現代人がこれまで追い求めてきたのは、お金を儲けたり、知識を身につけたり、個人の能力を高めたりするのに必要な**成長の方法**でした。その裏でないがしろにされていたのが**休息の方法**です。本来、成長のためには休息が欠かせないのに、私たちの休息への向き合い方はあまりにもいい加減だったのです。

マインドフルネスの最大の功績は、そのための方法を脳科学などのエビデンスに基づいて体系化したことでしょう。私自身、人の心を癒やすことを仕事にする人間として、単なる一時的ブームで終わらない、大きな可能性を感じています。

＊　＊　＊

最後に少しだけ。マインドフルネスは、時間を選びません。時間を決めて習慣にすることはオススメしますが、24時間いつでもできます。この「自由さ」をどうか忘れないでください。肩肘《かたひじ》を張りすぎないでください。

明日の朝、目が覚めた瞬間から、そうやって1日がはじまること自体を、驚きを持って迎えてみましょう。「なぜかいつもちゃんと目が覚めて今日がはじまる。なんと不思議なのだろう！」と新鮮な気づきを持ってください。

そこから、あなたのマインドフルな1日は、もうはじまっています。
マインドフルネスは、私たちの人生全体をも包む叡智《えいち》なのです。

さあ、このシンプルな瞑想を生活に取り入れてみませんか？
本書が、みなさんの「マインドフル・リビング」の一助となれば幸いです。
手にとってくださった読者の方々に、心から感謝いたします。

2017年4月

久賀谷《くがや》 亮《あきら》

巻末特典

5日間休息プログラム

一人暮らしの人でも、家族・パートナーと暮らす人でもできる、
5日間の休息プログラムです。年末年始や夏休みなど、
まとまった休暇を過ごすときの参考にしてください。
以下のメニューはあくまでも「目安」です。「こうでなければならない」という枠をつくって、計画に縛られないようにしましょう。
何がなんでも休もうと意気込んでいませんか？　むしろ「休めなくてもいい」くらいに考えたほうが、逆に深い休息が得られます。

[毎日すること]

- **外に出て日光を浴びる**
- **森林や海などの自然に触れる（はじめて見るように好奇心を持って）**
- **あたたかいお風呂に入る**
- **ストレッチやヨガなどのゆるやかな運動をする**
- **デジタルデバイス、とくにSNSには触れないようにする**

[前日にやっておくこと]

❶オン／オフ切り替えの儀式をする

音楽やアロマの香りで条件づけ（conditioning）しましょう。そのほか、オススメなのはヘアカットに行くこと。一定のシグナルを与えることで、脳は意外と単純に「休息モード」に入ろうとしはじめます。

❷日常を片づける

仕事や生活のストレスをノートに書き出して、PCやスマートフォンと一緒に引き出しにしまいましょう。これらも脳へのシグナルとなります。

❸自宅を非日常空間に変える

手っ取り早いのは、キャンプ用の簡易テントを室内や庭に設置すること。自分が森や小川のほとりにいると想像するイメージ療法（guided imagery）も脳には効果的です。

1日目　身体を休息させるレイジーデー

この日はレイジーデー、つまり「何もしない日」です。
とにかくまずは身体を休めましょう。
出かけるにしても、自分の好きな場所に行くようにしましょう。

[朝]

遅くまでたっぷり寝てOK。起きたらマインドフルネス呼吸法を10分しましょう。たった10分です。

[日中]

最低限の家事はやりましょう。料理や掃除や洗濯などのときに、ムーブメント瞑想を取り入れます。家事そのものが休息の機会となり、脳を成長させていきます。

[夜]

あたたかいお風呂に入り、ゆっくり「数」を数えましょう。夜更《よふ》かしせずに、たっぷりと眠ります。寝つけなかったり、夜中に目が覚めたりしたら、呼吸へのラベリングなども行いながら、横たわったままマインドフルネスをします。

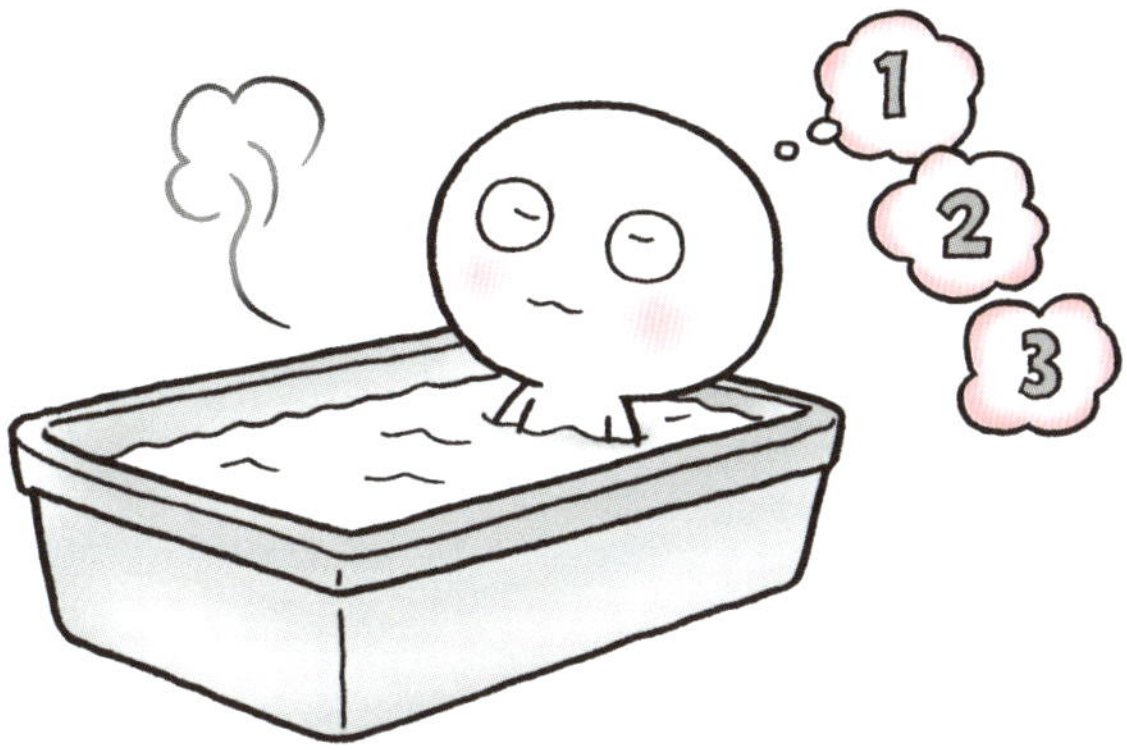

2日目　行ったことのない近場を訪れる

身体を休めたら、次は脳を休めていきます。
まずは「毎日すること」などをしながら、
好きなように過ごしてみてください。

[朝]

朝は早めに起きます（前日、身体を休めて早めに寝ていれば、自然と早く目が覚めます）。朝日を浴びながら、外の空気に触れましょう。ムーブメント瞑想をします。肩こりなどにも効果があります。

[日中]

近場で行ったことがないエリアがあれば、出かけてみましょう。行ったことがある場所であれば、いつもと違うルートを選びます。自動車や自転車を運転するにしても、歩いて向かうにしても、ムーブメント瞑想を組み合わせましょう。ヨガやストレッチなどのゆるい運動をするときには、YouTubeがオススメ。

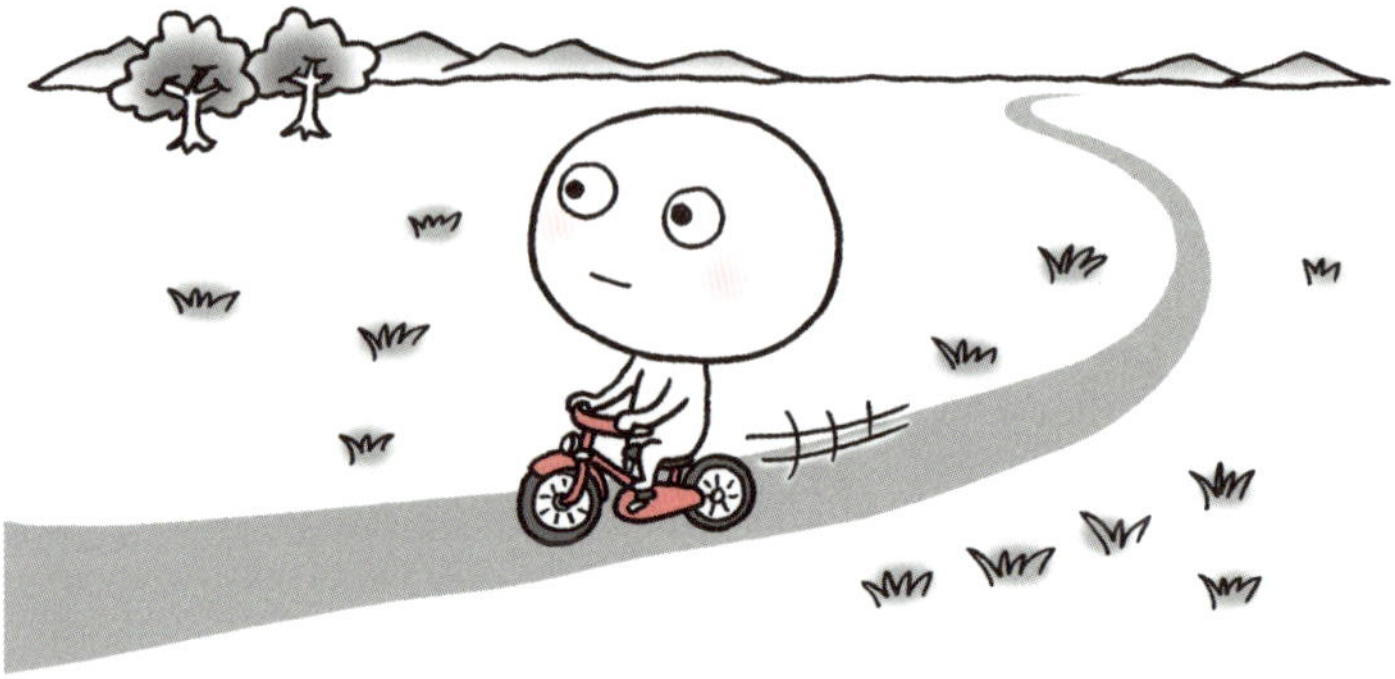

3日目　人とのつながりを確認する

ハーフ・レイジーデーです。
休むことに一所懸命になっていませんか？　火と薪木の空間の関係を思い出してください。つい力が入りすぎていないか、気をつけましょう。

［朝］

マインドフルネス呼吸法を10分だけやりましょう。

［日中］

人とのつながり（101ページ）を確認する機会をつくりましょう。友人や家族と顔を合わせて、笑いながら食事をするのが理想的です。また、「感謝のメッセージカードを渡す」「花を贈る」「ボランティア活動をする」など、他人に愛情や感謝を示す行動を意識しましょう。故郷の人や古い知人に連絡を取ってみるのもオススメです。

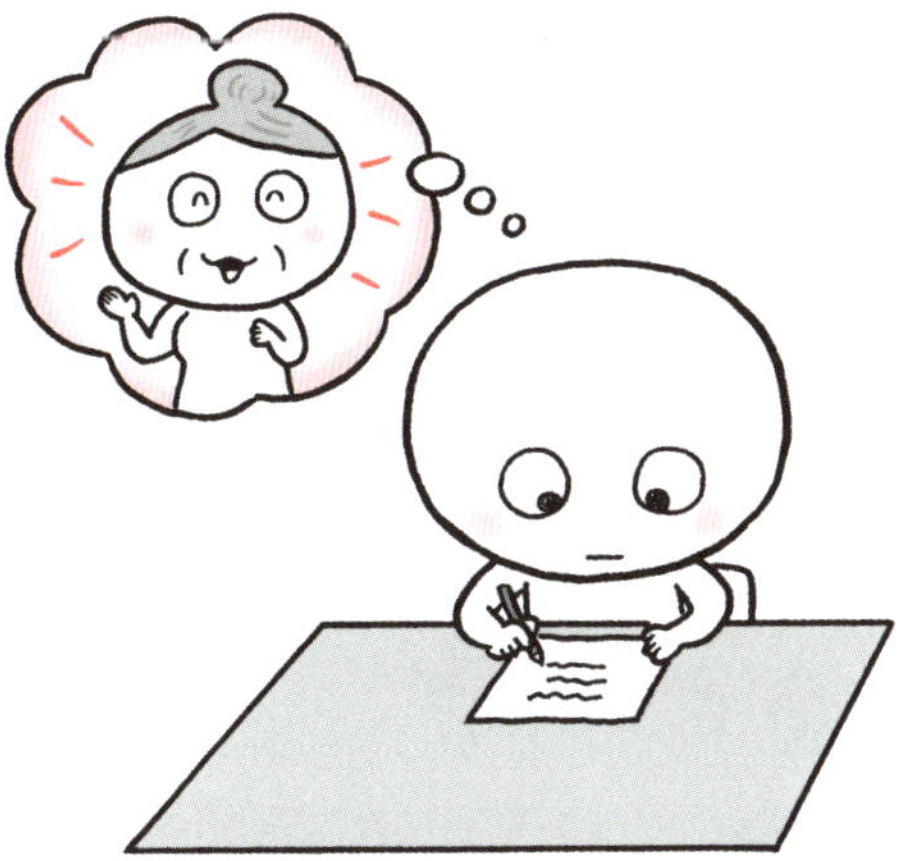

4日目 欲求を解放する（ワイルド・デー）

自分の欲求・欲望を思う存分に解放する日です。
この日まで我慢していたことを解放します。
期待感には人の気分を整え、うつなどを改善する効果があります。

［朝］

10分のマインドフルネス呼吸法を終えたら、生理的な欲求（食欲や性欲）や物欲をマインドフルに見つめてください。その欲求を成立させている背景や、それらを満たすことで生じる個人的・社会的な結果について考えます。

［日中］

自分の願望をはじけさせてください。「ショッピングに行く」「おいしいものを食べたいだけ食べる」など。あらかじめ時間・お金に制限を設けておくと、あとで後悔するのを防げます。

［夜］

このあたりから日常のこと、仕事のことが頭にちらつきはじめるかもしれません。エクアニミティ（104ページ）で心の平静を保ちましょう。眠る前にはメッタをして、いまの自分が感謝できることを10個あげてみましょう。

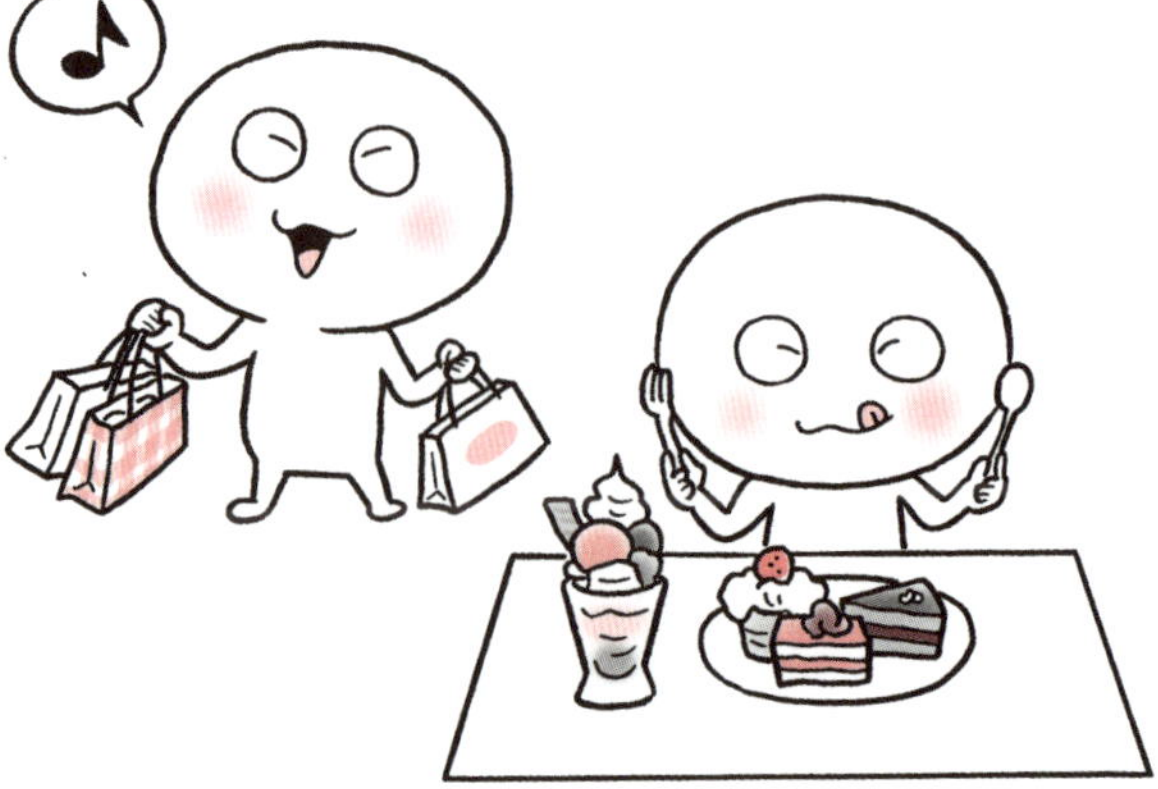

5日目 「次の休息」をよりよくするために…

「毎日やること」を意識しながら、朝から日中をゆったり過ごします。明日からはじまる日常が気になるでしょうが、マインドフルネスを続けた結果、日常そのものの捉え方が変わっているはずです。

[夜]

非日常から徐々に日常モードに戻る儀式をします。オススメは、ノートを用意して「次の５日間休息」の計画を立てることです。「炎」を燃やし続けるために、「空間」を先回りしてつくってしまうわけです。この５日間で気づいた改善点も、次の計画に反映しましょう。

＊　＊　＊

究極の憩《いこ》いの場は、世界のどこかにあるわけではありません。あなたの内面が癒やされなければ、本当の休息はやってきません。そして、そのための最も確実な方法は、あなたの脳を休めることなのです。

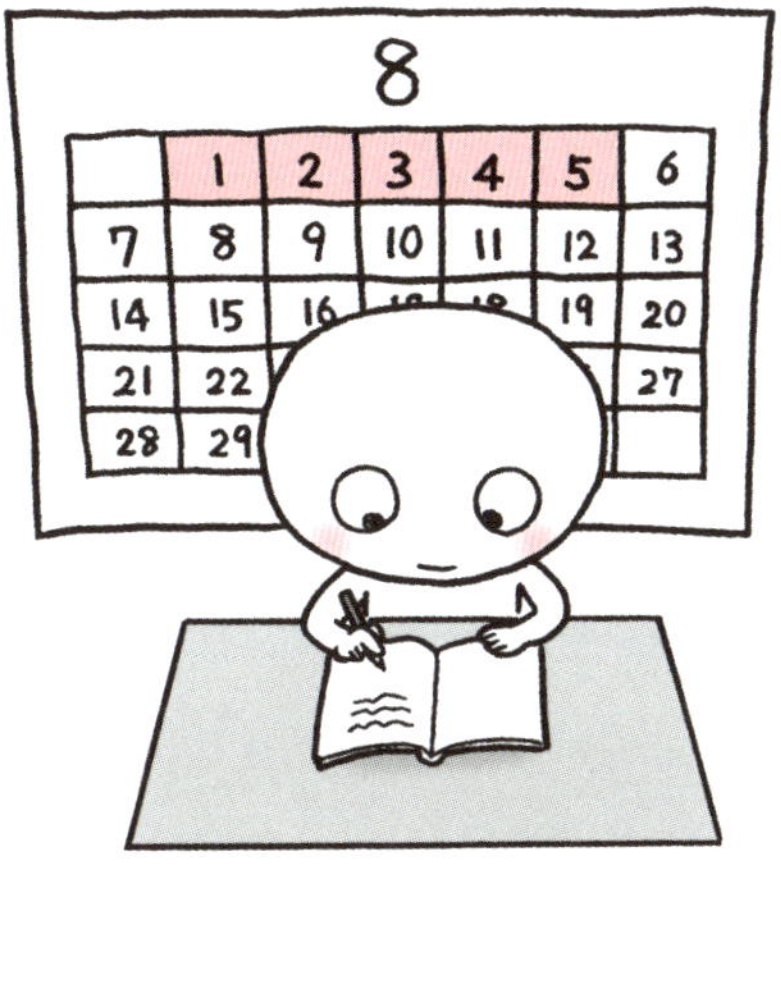

参考文献

- Black, David S., et al. (2015) "Mindfulness meditation and improvement in sleep quality and daytime impairment among older adults with sleep disturbances: a randomized clinical trial." *JAMA internal medicine* 175.4: 494-501.

- Bögels, Susan, et al. (2008) "Mindfulness training for adolescents with externalizing disorders and their parents." *Behavioural and Cognitive Psychotherapy* 36.02: 193-209.

- Brewer, Judson A., et al. (2011a) "Meditation experience is associated with differences in default mode network activity and connectivity." *Proceedings of the National Academy of Sciences* 108.50: 20254-20259.

- Brewer, Judson A., et al. (2011b) "Mindfulness training for smoking cessation: results from a randomized controlled trial." *Drug and Alcohol Dependence* 119.1: 72-80.

- Brewer, Judson A. (2013) "How to Get Out of Your Own Way (and the Brain Science Behind It)." *The Huffington Post*: http://www.huffingtonpost.com/dr-judson-brewer/optimal-psychology_b_3245485.html (accessed 2017-04-01).

- Brewer, Judson A., et al. (2013) "Why is it so hard to pay attention, or is it? Mindfulness, the factors of awakening and reward-based learning." *Mindfulness*: 1-6.

- Brewer, Judson A., et al. (2014) "The posterior cingulate cortex as a plausible mechanistic target of meditation: findings from neuroimaging." *Annals of the New York Academy of Sciences* 1307.1: 19-27.

- Brewer, Judson. (2017) *The Craving Mind: From Cigarettes to Smartphones to Loves? Why We Get Hooked and How We Can Break Bad Habits*. Yale University Press.

- Brown, Judy S. (2007) "Fire." In: Sam M. Intrator and Megan Scribner ed.

Leading from *Within: Poetry that Sustains the Courage to Lead.* Jossey-Bass.

- Cairncross, Molly, et al. (2016) "The Effectiveness of Mindfulness-Based Therapies for ADHD A Meta-Analytic Review." *Journal of Attention Disorders*: 1087054715625301.
- Charney, Dennis S. (2006) "In session with Dennis S. Charney, MD: Resilience to stress." (interviewed by Norman Sussman) *Primary Psychiatry* 13.8: 39-41.
- Chatterjee, Anjan. (2011) "Visual Art." In: Gottfried, Jay A., ed. *Neurobiology of Sensation and Reward.* CRC Press: Chapter 18.
- Chaudhury, Dipesh, et al. (2013) "Rapid regulation of depression-related behaviours by control of midbrain dopamine neurons." *Nature* 493.7433: 532-536.
- Chiesa, Alberto, et al. (2011) "Does mindfulness training improve cognitive abilities? A systematic review of neuropsychological findings." *Clinical Psychology Review* 31.3: 449-464.
- Cooney, Gary M., et al. (2014) "Exercise for depression." *JAMA* 311.23: 2432-2433.
- Darley, John M., et al. (1973) "'From Jerusalem to Jericho' : A study of situational and dispositional variables in helping behavior." *Journal of Personality and Social Psychology* 27.1: 100.
- Dash, Sarah, et al. (2015) "The gut microbiome and diet in psychiatry: focus on depression." *Current Opinion in Psychiatry* 28.1: 1-6.
- Djokovic, Novak. (2014) *Serve To Win: The 14-Day Gluten-free Plan for Physical and Mental Excellence.* Corgi.（邦訳『ジョコビッチの生まれ変わる食事』タカ大丸［訳］，三五館）
- Drevets, Wayne C., et al. (1997) "Subgenual prefrontal cortex abnormalities in mood disorders." *Nature* 386.: 824-827.
- Epel, E. S., et al. (2016) "Meditation and vacation effects have an impact on

disease-associated molecular phenotypes." *Translational psychiatry* 6.8: e880.

- Erickson, Kirk I., et al. (2011) "Exercise training increases size of hippocampus and improves memory." *Proceedings of the National Academy of Sciences* 108.7: 3017-3022.

- Estruch, Ramón, et al. (2013) "Primary prevention of cardiovascular disease with a Mediterranean diet." *New England Journal of Medicine* 368.14: 1279-1290.

- Fox, Kieran CR, et al. (2014) "Is meditation associated with altered brain structure? A systematic review and meta-analysis of morphometric neuroimaging in meditation practitioners." *Neuroscience & Biobehavioral Reviews* 43: 48-73.

- Friedman, Allyson K., et al. (2014) "Enhancing depression mechanisms in midbrain dopamine neurons achieves homeostatic resilience." *Science* 344.6181: 313-319.

- Gard, Tim, et al. (2014) "Fluid intelligence and brain functional organization in aging yoga and meditation practitioners." *Frontiers in Aging Neuroscience* 6: 76.

- Gelles, David. (2015) "At Aetna, a C.E.O.'s Management by Mantra." *The New York Times*: http://www.nytimes.com/2015/03/01/business/at-aetna-a-ceos-management-by-mantra.html (accessed 2017-04-01).

- Goleman, Daniel. (2005) *Emotional Intelligence: why it can matter more than IQ*. Bantam Books.

- Greicius, Michael D., et al. (2004) "Default-mode network activity distinguishes Alzheimer's disease from healthy aging: evidence from functional MRI." *Proceedings of the National Academy of Sciences* 101.13: 4637-4642.

- Hölzel, Britta K., et al. (2011) "Mindfulness practice leads to increases in regional brain gray matter density." *Psychiatry Research: Neuroimaging* 191.1: 36-43.

- Jennings, Patricia A. (2015) *Mindfulness for Teachers: Simple Skills for Peace and Productivity in the Classroom*. WW Norton & Company.
- Kabat-Zinn, Jon, et al. (1998) "Influence of a mindfulness meditation-based stress reduction intervention on rates of skin clearing in patients with moderate to severe psoriasis undergoing photo therapy (UVB) and photochemotherapy (PUVA)." *Psychosomatic Medicine* 60.5: 625-632.
- Kaufman, Joan, et al. (2004) "Social supports and serotonin transporter gene moderate depression in maltreated children." *Proceedings of the National Academy of Sciences* 101.49: 17316-17321.
- Killingsworth, Matthew A., et al. (2010) "A wandering mind is an unhappy mind." *Science* 330.6006: 932-932.
- Knijnik, Leonardo M., et al. (2016) "Repetitive Transcranial Magnetic Stimulation for Fibromyalgia: Systematic Review and Meta-Analysis." *Pain Practice: the official journal of World Institute of Pain* 16.3: 294-304.
- Krishnan, Vaishnav, et al. (2007) "Molecular adaptations underlying susceptibility and resistance to social defeat in brain reward regions." *Cell* 131.2: 391-404.
- Kuyken, Willem, et al. (2015) "Effectiveness and cost-effectiveness of mindfulness-based cognitive therapy compared with maintenance antidepressant treatment in the prevention of depressive relapse or recurrence (PREVENT): a randomised controlled trial." *The Lancet* 386.9988: 63-73.
- Lazar, Sara W., et al. (2005) "Meditation experience is associated with increased cortical thickness." *Neuroreport* 16.17: 1893.
- Liston, Conor, et al. (2014) "Default mode network mechanisms of transcranial magnetic stimulation in depression." *Biological Psychiatry* 76.7: 517-526.
- O'Reilly, Gillian A., et al. (2014) "Mindfulness - based interventions for obesity - related eating behaviours: a literature review." *Obesity Reviews* 15.6:

453-461.

- Ozbay, Fatih, et al. (2007) "Social support and resilience to stress: From neurobiology to clinical practice." *Psychiatry* 4.5: 35-40.

- Palm, Ulrich, et al. (2014) "Non-invasive brain stimulation therapy in multiple sclerosis: a review of tDCS, rTMS and ECT results." *Brain Stimulation* 7.6: 849-854.

- Plum Village. (2003) "Thich Nhat Hanh address to US Congress, September 10, 2003" *Plum Village Website*: http://plumvillage.org/letters-from-thay/thich-nhat-hanh-address-to-us-congress-september-10-2003/ (accessed 2017-04-01).

- Quirk, Shae E., et al. (2013) "The association between diet quality, dietary patterns and depression in adults: a systematic review." *BMC Psychiatry* 13.1.

- Raichle, Marcus E., et al. (2002) "Appraising the brain's energy budget." *Proceedings of the National Academy of Sciences* 99.16: 10237-10239.

- Raichle, Marcus E. (2010) "The brain's dark energy."*Scientific American* 302.3: 44-49.

- Rethorst, Chad D., et al. (2009) "The antidepressive effects of exercise." *Sports Medicine* 39.6: 491-511.

- Sanada, Kenji, et al. (2016) "Effects of Mindfulness-Based Interventions on Salivary Cortisol in Healthy Adults: A Meta-Analytical Review." *Frontiers in Physiology* 7.

- Sánchez-Villegas, Almudena, et al. (2015) "A longitudinal analysis of diet quality scores and the risk of incident depression in the SUN Project." *BMC Medicine* 13.1.

- Schippling, S., et al. (2013) 29th Congress of the European Committee for Treatment and Research in Multiple Sclerosis (ECTRIMS). Abstract #165. Presented October 4, 2013.

- Sharot, Tali, et al. (2007) "Neural mechanisms mediating optimism bias."

Nature 450.7166: 102-105.

- Sheline, Yvette I., et al. (2009) "The default mode network and self-referential processes in depression." *Proceedings of the National Academy of Sciences* 106.6: 1942-1947.

- Sheline, Yvette I., et al. (2010) "Resting-state functional MRI in depression unmasks increased connectivity between networks via the dorsal nexus." *Proceedings of the National Academy of Sciences* 107.24: 11020-11025.

- Schonert-Reichl, Kimberly A., et al. (2015) "Enhancing cognitive and social-emotional development through a simple-to-administer mindfulness-based school program for elementary school children: A randomized controlled trial." *Developmental Psychology* 51.1: 52.

- Simpson, Robert, et al. (2014) "Mindfulness based interventions in multiple sclerosis-a systematic review." *BMC Neurology* 14.1.

- Smith, ME Beth, et al. (2015) "Treatment of myalgic encephalomyelitis/chronic fatigue syndrome: a systematic review for a National Institutes of Health Pathways to Prevention Workshop." *Annals of Internal Medicine* 162.12: 841-850.

- Tan, Chade-Meng. (2012) *Search Inside Yourself*. Harper Collins USA.（邦訳『サーチ・インサイド・ユアセルフ』柴田裕之［訳］，英治出版）

- Tang, Yi-Yuan, et al. (2009) "Central and autonomic nervous system interaction is altered by short-term meditation." *Proceedings of the National Academy of Sciences* 106.22: 8865-8870.

- Tang, Yi-Yuan, et al. (2010) "Short-term meditation induces white matter changes in the anterior cingulate." *Proceedings of the National Academy of Sciences* 107.35: 15649-15652.

- Tang, Yi-Yuan, et al. (2015) "The neuroscience of mindfulness meditation." *Nature Reviews Neuroscience* 16.4: 213-225.

- Tendler, Aron, et al. (2014) "Deep Repetitive Transcranial Magnetic

Stimulation (dTMS) for Multiple Sclerosis (MS) Fatigue, Irritability and Parasthesias: Case Report." *Brain Stimulation: Basic, Translational, and Clinical Research in Neuromodulation* 7.5: e24-e25.

- U.S. National Library of Medicine. (2014) "Relaxation techniques and sleep hygiene for insomnia" *NLM Website*: https://www.ncbi.nlm.nih.gov/pubmedhealth/PMH0072504/ (accessed 2017-04-01).

- Van Dusen, Allison. (2008) "Inside The Endurance Athlete's Mind." *Forbes*: http://www.forbes.com/2008/09/22/endurance-race-training-forbeslife-cx_avd_0922sports.html (accessed 2017-04-01).

- Van Praag, Henriette. (2009) "Exercise and the brain: something to chew on." *Trends in Neurosciences* 32.5: 283-290.

- Xie, Lulu, et al. (2013) "Sleep drives metabolite clearance from the adult brain." *Science* 342.6156: 373-377.

[著者]
久賀谷 亮（くがや・あきら）
医師（日・米医師免許）／医学博士
イェール大学医学部精神神経科卒業。アメリカ神経精神医学会認定医。アメリカ精神医学会会員。

日本で臨床および精神薬理の研究に取り組んだあと、イェール大学で先端脳科学研究に携わり、臨床医としてアメリカ屈指の精神医療の現場に8年間にわたり従事する。そのほか、ロングビーチ・メンタルクリニック常勤医、ハーバーUCLA非常勤医など。

2010年、ロサンゼルスにて「TransHope Medical（くがや こころのクリニック）」を開業。同院長として、マインドフルネス認知療法やTMS磁気治療など、最先端の治療を取り入れた診療を展開中。臨床医として日米で25年以上のキャリアを持つ。

著書に『世界のエリートがやっている 最高の休息法』（ダイヤモンド社）がある。主著・共著合わせて50以上の論文があるほか、学会発表も多数。脳科学や薬物療法の研究分野では、2年連続で「Lustman Award」（イェール大学精神医学関連の学術賞）、「NARSAD Young Investigator Grant」（神経生物学の優秀若手研究者向け賞）を受賞。趣味はトライアスロン。

▼TransHope Medical（くがや こころのクリニック）
http://www.thmedical.org/

遠隔医療サービス・TMS磁気治療のご相談はこちらまで
moment@thmedical.org

脳疲労が消える
最高の休息法［CDブック］
──［脳科学×瞑想］聞くだけマインドフルネス入門

2017年5月17日　第1刷発行
2024年2月28日　第6刷発行

著　者──久賀谷 亮
発行所──ダイヤモンド社
〒150-8409　東京都渋谷区神宮前6-12-17
https://www.diamond.co.jp/
電話／03･5778･7233（編集）　03･5778･7240（販売）
装丁────西垂水敦（krran）
本文デザイン─松好那名（matt's work）
本文イラスト─横井智美
付属CD ──G-angle（制作）・横山 剛（声優）
製作進行──ダイヤモンド・グラフィック社
印刷────勇進印刷（本文）・加藤文明社（カバー）
製本────ブックアート
編集担当──藤田 悠（y-fujita@diamond.co.jp）

ISBN 978-4-478-10191-9